康震 主编

常见疾病谱用药
速查速用手册

化学工业出版社

·北京·

本书是以零售药店常遇到的疾病谱为主线编写，分为疾病治疗篇和疾病问诊篇上下两大部分内容，覆盖了 16 个治疗领域的 106 种病症，2000 多中西药品品种。上篇针对每种疾病简单阐述了疾病概念、症状、临床表现、治疗和用药原则以及治疗药物的种类和品种；下篇说明了常见疾病和病症的问诊要点和指引，使零售药店的每个执业药师对各种疾病的问诊要点以及疾病种类和所需治疗的基本药物清单有清晰的概念和理论框架。本书内容详细、丰富，具有较强的实用性和参考价值，可以帮助和指导执业药师的日常工作以及药品的分类陈列，也可以作为药店专业人员的基础培训手册或实战宝典之用。

图书在版编目（CIP）数据

常见疾病谱用药：速查速用手册/康震主编．—北京：化学工业出版社，2014.4（2024.9重印）
ISBN 978-7-122-19384-1

Ⅰ．①常…　Ⅱ．①康…　Ⅲ．①常见病-用药法-手册
Ⅳ．①R452-62

中国版本图书馆 CIP 数据核字（2014）第 000035 号

责任编辑：杨燕玲　孙小芳　张　赛　　　　　文字编辑：李　瑾
责任校对：宋　玮　　　　　　　　　　　　　装帧设计：关　飞

出版发行：化学工业出版社（北京市东城区青年湖南街 13 号　邮政编码 100011）
印　　刷：北京云浩印刷有限责任公司
装　　订：三河市振勇印装有限公司
880mm×1230mm　1/24　印张 13　字数 422 千字　2024 年 9 月北京第 1 版第 27 次印刷

购书咨询：010-64518888　　　　　　　　　售后服务：010-64518899
网　　址：http://www.cip.com.cn
凡购买本书，如有缺损质量问题，本社销售中心负责调换。

定　　价：28.00 元　　　　　　　　　　　　　　　版权所有　违者必究

喜闻康震先生又出新书，故应邀作序，以表感慨和敬意！

康震先生自 1982 年从南京药学院毕业即走上了医院药学与药事管理岗位，积数十年练历且笔耕不止，倾心致力于我国药学服务体系的探索性研究，且常年四处奔波在祖国大地，广为传授医药知识和传播药学服务理念，坚守赤子之心，倍受业界推崇。

执业药师作为医疗团队的重要成员之一，肩负着保证公民安全用药、帮助患者获得最佳疗效、维护公众健康的重任，这要求执业药师必须热爱这份工作，必须具备良好的专业知识和服务技能，必须善于积累临床经验，这样才能在服务中让患者放心满意，才能发挥出真正的作用，才能改变当今社会认为药师只会卖药、发药的偏见，进而促使药师、执业药师提高社会地位，并受到敬重。

生物医药技术日新月异，新药层出不穷，治疗方案越加复杂，如何监护患者用药安全，如何监管慢病患者的合理用药问题等已成为药学服务的重要内容。然而，目前我国的药学教育体系在学科建设、课程设置、师资配备以及药学专业学位发展等方面不适应开展优良药学服务之需要，与国际先进水平尚有较大差距。这就需要更多有识之士大胆探索研究，积极参与实践，既要把国外先进经验引入中国，更要建立起中国特色的科学实用的药学服务体系。

令人欣慰的是，康震先生从长期在推动我国药学服务的亲身实践中，不断总结提炼，著书立说，期望这本专著能成为我国药学教育长期存在的"重药轻医"知识体系的一个很好弥补和充实，尤其是能在塑造执业药师的专业服务优势与职业形象、提升执业药师服务能力上起到很好的引领与指导作用。更期待可以成为广大执业药师、或即将成为执业药师的同仁们以及对此有兴趣爱好者日常阅读和了解医药常识的工具书。愿能服务大众，开卷有益，丰富知识，自我药疗，提升生活品质。

感谢康震先生多年来为我国执业药师事业和药学服务发展之辛勤付出和乐善奉献！祝愿广大的执业药师夯实本领，精业济群，马到成功！

国家食品药品监督管理总局执业药师资格认证中心主任
2014 年 3 月于北京

自序

2014 年，伴着马年的钟声，我编写多年的《常见疾病谱用药速查速用手册》即将出版，在这双喜临门的时刻，我衷心祝愿广大读者朋友们借龙马精神，马到成功！

7 年前，当药励学舍承接中国医药商业协会连锁药店分会举办的《全国零售连锁药店店长经理培训班》时，我意识到店经理们除了需要销售技巧、经营技能、促销技巧的学习以外，还需要加强医药专业知识的培训和实践。因为，零售药店本身经营的商品并非日常的生活用品，而是治疗疾病、延年益寿的各种药品，其特殊性不言而喻，因此更需要每位药店的管理者和经营者拥有这些商品的专业知识和应用技能。所以，那时我就专门为参加培训班的店长和执业药师开设了药学服务知识的讲座，让他们在接受经营技能培训的同时也接受一定的专业知识培训。多年以来，我也经常与连锁药店的经营者们进行广泛而深入的探讨，在门店服务过程中，我们的店长、执业药师和店员最需要掌握什么医药知识？也经常亲临门店，深入一线与药师一起服务购药顾客，进一步了解挖掘顾客的需求。在此过程中，我逐渐发现传统药学教育培养的执业药师不易服务好患者的根本问题在于其知识结构存在严重的缺陷，传统的药学教育基本上是以工业研发的实验课程为核心基础，偏离了服务患者和顾客的核心需求。

然而，在浩瀚的医药知识领域，哪些知识能最直接、最有效、最快速地让那些具有一定药学基础的店员和执业药师熟练掌握并运用到实际服务中去呢？我认为在门店服务中最需要的基本技能就是要像医生一样具有疾病诊疗的逻辑思维，掌握各种疾病的发病原因、临床表现、常用药物等知识。还需要学会与患者沟通病情、了解用药情况等技巧，让顾客产生信任感的同时，真正真诚为顾客排忧解难。

伴随上述需求应运而生的本书，其基本构思就是让学员在掌握各种疾病概述、病因与症状、治疗与用药原则，了解治疗药物的分类与特点的前提下，站在医护专业人员的角度上为顾客提供安全用药方案，提高执业药师的专业性，建立零售药店在社会上的良好信誉，为中国医改做出贡献。

在本书的编写过程中，也得到了药励学舍的合伙人吴鹏先生的大力协助以及工作在北京协和医院药剂科的同学——主任药师史亦丽女士的大力帮助和指正，在此一并表示深切的谢意！

康震

北京药励学舍咨询有限公司董事长

2014 年 2 月于北京

　　零售药店的执业药师是离消费者最近、最容易接触和获得的医药技术专业人员，也是最容易向社区慢病患者提供帮助和服务的用药监护专家。这几年大城市医疗资源越来越紧张，过去不管大病小病总习惯于到医院就诊的患者也越来越倾向于到零售医保定点药店进行自我药疗，使得零售药店的执业药师面临越来越多的挑战，如今患者到药店不仅仅是购买 OTC 药品用于治疗感冒发烧等自我药疗的疾病，对于一些如高血压、高血脂、糖尿病、痛风、骨关节炎等慢性疾病的用药和咨询服务的需求也越来越多。

　　一直以来执业药师培训、准入考试的主体内容都是以工业药学科目为主，药学院校提供给药学专业学生的课程也缺乏临床学科、患者沟通、患者教育方面的内容，零售药店的 GSP 认证体系也是以保障药品质量而非服务质量为导向的思路，这些因素导致很多通过执业资格考试的执业药师难于胜任提供良好的专业服务给消费者和患者以及处理他们的药物治疗问题。

　　从零售药店的服务特点看，药店的执业药师不仅需要具备基础医学、药学、心理学、社会行为学等综合性的知识结构，还需要具备沟通技能、信息传播、管理和领导力技能。商务部在 2012 年颁布的《零售药店经营服务规范》中明确规定了执业药师必须掌握的一些基本技能、掌握疾病谱的数量以及参加继续教育课时等，也明确了执业药师在门店提供的药学服务项目和范围、宣传和开展疾病预防和促进健康的活动和表现方式等，这些都需要执业药师具有持续学习和更新知识的能力。

　　医学和药学是一对相互依赖和渗透利用的知识体系，药师可以通过学习基础疾病常识、疾病症状、流行病学、临床表现，掌握治疗和用药原则，熟悉各类药品的特点和每种药品的特性差异，适用人群以及探询技巧，当然还需要具备同理心，关怀每位消费者或患者，这样药师才能做到提供优质的药学服务给每位消费者。

　　本书是以零售药店常遇见的疾病谱为主线编写，覆盖了 16 个治疗领域的 106 种病症，2000 多中西药品品种。简单阐述了每种疾病的概念、症状、临床表现、治疗和用药原则以及治疗药物的种类和品种，让零售药店的每个执业药师对疾病种类和所需治疗的基本药物清单有清晰的概念和理论框架，可以帮助和指导执业药师的日常工作以及药品的分类陈列，也可以作为门店专业人员的基础培训手册或实战宝典之用。

编者

2014 年 2 月

目录

疾病治疗篇

第**1**章

呼吸系统疾病用药 ▶▶▶

呼吸疾病是常见多发病。近几年来由于污染等因素，使呼吸系统疾病发病率明显增加，在零售药店常见的呼吸系统病症有上呼吸道感染、流感、咳嗽、支气管炎和哮喘。常见症状为发热、咳嗽与咳痰、咽痛、胸痛、呼吸困难、头痛。

1.1 急性上呼吸道感染

1. 疾病概述

急性上呼吸道感染简称上感，系指自鼻腔至咽、喉部之间急性炎症的统称。主要病原体是病毒，少数是细菌。发病不分年龄、性别、职业和地区，免疫功能低下者易感。通常病情较轻、病程短、可自愈，预后良好。一般5～7天痊愈。多发于冬春季节，多为散发，且可在气候突变时小规模流行。主要通过患者喷嚏和含有病毒的飞沫经空气传播，或经污染的手或用具接触传播。常继发支气管炎、肺炎、副鼻窦炎，少数人可并发急性心肌炎、肾炎、风湿热等。上呼吸道感染包括普通感冒、急性病毒性咽炎和喉炎、急性扁桃腺炎等。

上呼吸道感染常为自限性。不同的感染因素之间临床表现各异且有重叠。除鼻部症状外，半数患者表现为咽喉炎，40％患者有咳嗽。症状在1～3天内最明显，一般在1周后消失，但咳嗽常持续较久。

• 普通感冒　为病毒感染引起，俗称"伤风"，又称急性鼻炎或上呼吸道卡他。起病急，主要表现为鼻部症状，如喷嚏、鼻塞、流清水样鼻涕，可表现为咳嗽、咽干、咽痒或烧灼感甚至鼻后滴漏感。2～3天后鼻涕变稠，可伴咽痛、头痛、流泪等。严重者有发热、轻度畏寒和头痛。

• 急性病毒性咽炎　由鼻病毒、腺病毒等病毒引起。表现为咽痒和灼热感，咽痛不明显，咳嗽少见。

• 急性喉炎　多为流感病毒、副流感病毒和腺病毒引起，表现为明显声嘶，讲话困难，可有发热、咽痛或咳嗽。

- 急性疱疹性咽峡炎　由柯萨奇病毒A引起，表现为咽痛、发热，病程约1周，查体时可见咽及扁桃体表面有灰白色疱疹及浅表溃疡。多发于夏季，多见于儿童。
- 急性咽结膜炎　主要由腺病毒、柯萨奇病毒引起，表现为发热、咽痛、畏光，咽及结膜明显充血，病程4～6天，多发于夏季，游泳传播，多见于儿童。
- 急性咽扁桃体炎　主要由细菌感染（溶血性链球菌、流感嗜血杆菌、肺炎链球菌、葡萄球菌等）引起，起病急，咽痛明显，伴发热、畏寒，体温可达39℃以上。
- 流行性感冒　是由流感病毒引起的急性呼吸道传染病。起病急，高热、头痛、乏力、眼结膜炎和全身肌肉酸痛等中毒症状明显，而呼吸道卡他症状轻。主要通过接触及空气飞沫传播。流感的传染性很强，由于这种病毒容易变异，即使是患过流感的人，当下次再遇上流感流行，仍然会感染，所以流感容易引起暴发性流行。一般在冬春季流行的机会较多，每次可能有20%～40%的人会传染上流感。

2. 治疗与用药原则

- 需要依据症状选用药物，感冒一般属于病毒性感染，切忌马上直接服用抗生素。
- 如果感冒，不发烧，只是出现鼻塞、流鼻涕、打喷嚏等上呼吸道卡他症状，可以直接选用只含伪麻黄碱和氯苯那敏的复方制剂。
- 如果感冒，有点低烧，并伴有明显头痛、关节痛、肌肉痛或全身酸痛，可以直接选用全能型的复方氨酚烷胺胶囊或酚麻美敏、氨酚伪麻美芬等。
- 当感冒合并细菌性感染，如咳嗽出现黄浓痰时，可以使用抗生素，如果增服化痰药，抗菌效果更佳。
- 若患者查血常规，显示白细胞计数正常或略低，伴淋巴细胞比例升高，则为病毒感染。如显示白细胞计数和中性粒细胞计数升高，则有可能是细菌感染。

3. 药物治疗

对症治疗药物 ▶▶▶

●● 西药复方制剂
　□ **症状Ⅰ型感冒药物（无退烧成分，主要解决鼻塞、流涕或轻度咳嗽）**
- 复方盐酸伪麻黄碱缓释胶囊（新康泰克Ⅰ）
- 美敏伪麻溶液（惠菲宁）

适用人群：初期感冒症状（卡他症状），不发烧者。
　□ **症状Ⅱ型感冒药物（含有退烧成分，主要解决退烧、鼻塞、流涕等症状）**
- 氨酚伪麻美芬（日片）/氨麻美敏片（夜片）（白加黑、日夜百服咛）
- 美扑伪麻片（新康泰克Ⅱ）
- 布洛伪麻（双佶）
- 酚麻美敏片（泰诺）

适用人群：中期感冒症状（卡他症状），头痛，发烧者。
　□ **抗病毒型感冒药物（含多种成分、典型治疗感冒的制剂）**
- 复方氨酚烷胺制剂（快克、感康、感叹号、仁和可立克、新速效感冒、轻朗、太

福、好医生轻克）

- 复方氨酚葡锌片（康必得）

适用人群：中度感冒，发烧不高患者。

小贴士：复方感冒制剂的药物成分功效辨别

退烧作用——对乙酰氨基酚、布洛芬
缓解鼻塞——伪麻黄碱
镇咳作用——右美沙芬
抗过敏作用——氯苯那敏、苯海拉明、特非那丁、氯雷他定
抗病毒作用——金刚烷胺、葡萄糖酸锌
中枢兴奋作用——咖啡因
镇惊作用——苯巴比妥、牛黄

◉◉ 中成药

中医认为感冒一般可分为风寒感冒、风热感冒和暑湿型感冒三大类。这三种感冒病因病机、症状、治疗原则及用药差别很大。

□ **风寒型感冒型（多见于冬季，多数为感冒中期、病毒感染、流感）**

（常含有麻黄、荆芥、防风、苏叶、生姜等解表散寒药成分，以辛温解表为主）

- 风寒感冒冲剂
- 感冒清热冲剂
- 正柴胡饮冲剂
- 感冒软胶囊
- 九味羌活颗粒
- 午时茶颗粒
- 感冒疏风丸

原则：解表发汗，疏风散寒。

适用人群：恶寒重、发热轻、无汗、头痛身痛、鼻塞流清涕、咳嗽吐稀白痰、口不渴或渴喜热饮、苔薄白患者。

□ **风热型感冒型（冬春多见，多数为细菌感染）**

（常含有银翘、羚翘、菊花、薄荷、桑叶等成分，以辛凉解表为主）

- 银翘解毒丸（片）
- 羚翘解毒丸
- 夏桑菊颗粒
- 桑菊感冒片
- 柴银口服液

- 板蓝根冲剂
- 双黄连口服液（冲剂）
- 清热解毒口服液
- 桑姜感冒口服液
- 小柴胡颗粒
- 清开灵口服液

原则：疏风清热，解毒利咽。

适用人群：症状表现为发热重、微恶风、头胀痛、有汗、咽喉红肿疼痛、咳嗽、痰黏或黄、鼻塞黄涕、口渴喜饮、舌尖边红、苔薄白微黄。

□ **暑湿型感冒型（多见于夏季）**
- 藿香正气水或软胶囊、滴丸（太极、神威、天士力）
- 十滴水
- 广东凉茶
- 仁丹
- 甘和茶

原则：解表化湿，理气和中。

适用人群：症状表现为发烧、轻微怕风，头昏、流鼻涕、胸闷、恶心、小便少，有中暑症状，出现呕吐、腹泻等病情较重，西医称之为胃肠型感冒患者。

◉◉ **中西药复方制剂**

这些制剂含有西药成分
- 精制银翘解毒片
- 维生素 C 银翘片
- 羚羊感冒片
- 感冒灵颗粒（999 感冒灵颗粒）
- 新复方大青叶片
- 复方感冒灵颗粒

原则：疏风清热，解毒利咽。

适用人群：风热中度感冒患者。

抗感染药物 ▶▶▶

□ **β-内酰胺类**
- 阿莫西林颗粒（阿莫仙、再林）
- 头孢氨苄胶囊、颗粒剂
- 头孢羟氨苄片、胶囊
- 头孢克洛（希刻劳）
- 头孢呋辛酯颗粒

□ **喹诺酮类**
- 氧氟沙星胶囊

- 左氧氟沙星片、胶囊

适用人群：咳嗽、有痰、痰色发黄的患者。

☐ **大环内酯类**

- 红霉素肠溶片
- 琥乙红霉素（利君沙）
- 克拉霉素
- 罗红霉素（欧意）
- 阿奇霉素（片、分散片、胶囊、颗粒）（泰力特、希舒美）

适用人群：咳嗽、干咳、痰少、痰色发白的患者。

☐ **抗病毒药物**

- 金刚烷胺
- 吗啉胍
- 利巴韦林颗粒（新博林、同欣、再林）
- 奥司他韦胶囊
- 扎那米韦吸入粉雾剂

适用人群：高烧、咳嗽、痰色发白的患者。

4. 注意事项

- 选择药品一定要注意制剂中的有效成分，大多数市售感冒药都含有退烧成分如对乙酰氨基酚，要注意只选择一种抗感冒西药，不应同时服用作用相同的另一种药物，并注意其含量，以免剂量过大而产生严重不良反应。
- 日夜感冒制剂，要注意夜片是含有氯苯那敏等抗过敏药，会引起嗜睡，不要推荐给驾车者和高空作业人员使用。
- 高血压、青光眼、前列腺肥大、甲亢、心脏病患者要慎用含有伪麻黄碱成分的感冒药。
- 含有金刚烷胺、咖啡因的感冒药，不要推荐给幼儿、儿童和孕妇使用。
- 含有阿司匹林、布洛芬、双氯芬酸、苯海拉明、右美沙芬和人工牛黄的感冒药，不要推荐给孕妇使用。
- 肝、肾功能不良的患者慎用抗感冒药。
- 对于糖尿病患者，选用中药制剂治疗感冒时，应注意选择不含糖的制剂。
- 对于胃溃疡患者，应注意不要选用非甾体类解热镇痛药的复方制剂。

小贴士：感冒分期

■ 初期轻度症状：鼻塞、咽干、流涕、打喷嚏、流眼泪等。
■ 中期中度症状：畏寒、发热、头痛、鼻塞、流涕伴有全身肌肉关节痛、咳嗽痰少。
■ 后期重度症状：症状较重、发烧 39℃、头痛、流涕、鼻塞、咽痛明显、咳嗽、咯痰。

1.2 咳嗽

1. 疾病概述

咳嗽是呼吸系统常见的一种症状，是一种保护性反射动作，咳嗽能将呼吸道内分泌物或异物排出体外。咳嗽是呼吸道由于炎症、淤血、理化因素或过敏因素等而引起。咳嗽持久而频繁地发作，常提示呼吸系统有严重疾病。

常见病因：上呼吸道疾病、喉部疾病、支气管疾病、肺部疾病、胸膜疾病、心脏疾病和过敏疾病以及药物不良反应。

2. 用药原则

- 对一般咳嗽的治疗应以祛痰为主，不宜单纯使用镇咳药。
- 对咳嗽伴有多痰者，应与祛痰剂（如氯化铵、溴己新、乙酰半胱氨酸）合用，以利于痰液排出和加强镇咳效果。
- 对痰液特别多的湿性咳嗽如肺脓疡，应该审慎给药，以免痰液排出受阻而滞留于呼吸道内或加重感染。
- 对持续1周以上的咳嗽，并伴有反复或伴有发热、皮疹、哮喘及肺脓肿症的持续性咳嗽，应及时去医院明确诊断或咨询医生。
- 应当明确诊断，确定引起咳嗽的病因并积极采取相应的治疗措施。首先控制感染，口服抗感染药物，消除炎症；或对抗过敏原，配合对症治疗，才能使止咳祛痰药收到良好的效果。

从中医来看，要分清咳嗽是属于寒、热、虚、实中的哪一种。

- 早期咳嗽，痰可能不多，如果咳痰稀，色白或有泡沫、喉痒，多属于寒证，要用解表散寒止咳药，如风寒咳嗽冲剂之类。
- 如果咳黄痰，或是灰痰多为有热，属热证，要用清热化痰止咳药，如急支糖浆之类。
- 早晨咳嗽痰多，或有痰块，多属痰湿咳嗽，要用化痰止咳药，如半夏露之类。
- 干咳痰少，喉痒，属秋燥咳嗽，或是阴虚，要用润肺止咳药，如川贝枇杷露之类。
- 干咳，久咳不止，可适当使用镇咳药，如强力枇杷露等。

3. 药物治疗

□ 单纯镇咳药
- 右美沙芬分散片、片剂
- 喷托维林（咳必清）

- 苯丙哌林（咳快好）
- 复方桔梗片（限制性用药）
- 可待因（限制性用药）

适用人群：剧烈干咳患者。

□ **单纯祛痰药**
- 溴己新（必嗽平）
- 氨溴索（沐舒坦）
- 愈创甘油醚糖浆、颗粒
- 乙酰半胱氨酸（痰易净）
- 羧甲司坦
- 标准桃金娘油肠溶胶囊

适用人群：有痰患者。

□ **复方镇咳祛痰药**
- 复方右美沙芬糖浆
- 氨溴特罗口服液（易坦静）
- 愈美片（惠菲宣）
- 可愈糖浆（可待因＋愈创甘油醚）
- 复方磷酸可待因溶液
- 复方福尔可定口服溶液（澳特斯）
- 复方甘草片、口服液

适用人群：咳嗽厉害、有痰不易咳出患者。

□ **复方感冒药（含镇咳祛痰药）**
- 愈酚伪麻片、口服液
- 美愈伪麻口服液、颗粒
- 氨咖愈敏溶液

适用人群：感冒伴有咳嗽患者。

● ● **中成药**

□ **风寒咳嗽型（多见于冬季，多数为感冒中期、病毒感染、流感）**
- 风寒咳嗽冲剂
- 川贝止咳糖浆
- 半夏止咳糖浆
- 桂龙咳喘宁胶囊
- 咳喘宁胶囊
- 通宣理肺丸
- 小青龙合剂

原则：解表散寒、宣肺止咳。

适用人群：咳嗽、痰稀白、恶寒、头疼鼻塞流涕的风寒咳嗽型患者。

□ **风热咳嗽型（冬春多见，多数为细菌感染）**

- 急支糖浆
- 百咳静糖浆
- 二母宁嗽丸
- 川贝枇杷露、糖浆
- 蛇胆川贝枇杷膏

原则：疏风清热、宣肺化痰。

适用人群：咳嗽、胸闷、痰白黏或黄黏，口渴想喝水、发热的风热咳嗽型患者。

□ **燥邪咳嗽型（多发于秋季、入冬期）**

- 京都念慈庵蜜炼川贝枇杷膏
- 二母宁嗽丸
- 咳特灵胶囊
- 痰咳净片
- 咳速停胶囊（益佰）
- 罗汉果止咳糖浆
- 川贝半夏液

原则：清肺润燥，化痰止咳。

适用人群：干咳、咽干、痰少或痰不易咳出的燥邪咳嗽型患者。

□ **痰热咳嗽型**

- 复方鲜竹沥液
- 止咳橘红丸
- 止咳枇杷冲剂
- 宁嗽丸
- 清肺化痰丸
- 牛黄蛇胆川贝散
- 橘红丸

原则：清热化痰、肃肺止咳。

适用人群：咳嗽、喘息气粗、痰多、黏稠、不易咳出、胸闷口干的痰热咳嗽型患者。

□ **痰湿咳嗽型**

- 止咳片
- 芒果止咳片
- 咳特灵胶囊
- 蛇胆陈皮口服液
- 杏仁止咳糖浆
- 二陈丸
- 苏子降气丸

原则：健脾燥湿、化痰止咳。

适用人群：咳嗽音重浊，喘息、痰多色白易咳出或痰黏咳吐不爽的痰湿咳嗽型患者。

□ **阴虚咳嗽型**
- 川贝秋梨膏
- 川贝清肺膏
- 养阴清肺膏
- 百合固金丸
- 强力枇杷露
- 雪梨膏
- 秋梨润肺膏
- 扶正养阴丸
- 固本咳喘片

原则：养阴润肺，化痰止咳。

适用人群：咳嗽日久、痰少咳吐不爽、痰黏或夹血丝，咽干口燥的阴虚咳嗽型患者。

1.3 支气管炎

1. 疾病概述

• **急性气管-支气管炎** 主要是由病毒和细菌感染引起的，或由于病毒感染抑制肺泡巨噬细胞的吞噬和纤毛上皮细胞的活力，使肺炎支原体或肺炎链球菌等有入侵的机会。

起病往往先有上呼吸道感染的症状如鼻塞喷嚏、咽痛、声嘶等，全身症状轻微，仅有轻度畏寒、发热头痛及全身酸痛等，咳嗽开始不重，呈刺激性，痰少，1～2天后咳嗽加剧，痰由黏液转为黏液脓性，较重的病例往往在晨起、睡觉体位改变吸入冷空气或体力活动后，有阵发性咳嗽，有时甚至终日咳嗽，加剧时，可伴恶心呕吐或胸腹肌痛，当伴发支气管痉挛时可有哮鸣和气急。急性气管-支气管炎一般呈自限性发热和全身不适，可在3～5天消退，咳嗽有时延至数周方愈。

黏液分泌物在较大支气管时可有粗的干性啰音，咳嗽后消失；水样分泌物积留在小支气管时则在肺部听到湿性啰音。

• **慢性支气管炎** 是指气管-支气管黏膜及其周围组织的慢性非特异性炎症。病因比较复杂，可能与感染因素、理化因素、过敏体质、免疫功能低下有关，其中吸烟与本病的关系密切。

临床表现为咳嗽、咳痰或喘息，每年发病持续3个月，连续2年或2年以上。

2. 治疗与用药原则

（1）对症治疗

• 有发热症状可以服用解热镇痛药物。

• 干咳较剧烈，应给予镇咳药，如果有痰可选用祛痰药。

• 咳嗽有痰而不易咳出，可选用氨溴索、溴己新。

• 如果出现支气管痉挛应给与解痉平喘药如茶碱类、β受体激动剂。

• 可根据病症状态，适当选择一些中成药止咳化痰药。

（2）控制感染

• 如血象白细胞计数较高，则有细菌感染，可选用β-内酰胺类抗生素、大环内酯类抗生素，必要时，需肌内注射或静脉滴注。

• 如果血象白细胞计数不高，可能属于病毒感染，可适当使用抗病毒药物，如利巴韦林颗粒。

3. 药物治疗

对症治疗药物 ▶▶▶

□ **退热药**
- 布洛芬胶囊、分散片、颗粒剂
- 对乙酰氨基酚片
- 阿司匹林维生素 C 泡腾片（拜阿司匹灵）
- 阿司匹林泡腾片（巴米尔）

适用人群：发热患者。

□ **单纯镇咳药**
- 右美沙芬分散片
- 喷托维林（咳必清）
- 苯丙哌林（咳快好）

适用人群：剧烈干咳患者。

□ **单纯祛痰药**
- 溴己新（必嗽平）
- 氨溴索片、溶液（沐舒坦）
- 乙酰半胱氨酸（痰易净）
- 羧甲司坦片、口服溶液
- 标准桃金娘油肠溶胶囊

适用人群：有痰患者。

□ **复方镇咳祛痰制剂**
- 可愈糖浆（可待因＋愈创甘油醚）
- 复方右美沙芬糖浆
- 复方磷酸可待因溶液
- 愈美片（惠菲宣）
- 氨溴特罗口服液（易坦静）
- 复方福尔可定口服溶液（澳特斯）

适用人群：咳嗽厉害、有痰不易咳出患者。

□ **解痉平喘药**
- 特布他林（博利康尼）

抗感染药物 ▶▶▶

□ **β-内酰胺类**
- 阿莫西林颗粒（阿莫仙、再林）
- 头孢氨苄胶囊、颗粒剂
- 头孢羟氨苄片、胶囊

- 头孢克洛缓释片、干混悬剂（希刻劳）
- 头孢呋辛酯颗粒
- 头孢克肟（世福素、青可奕）
- □ **大环内酯类**
- 红霉素肠溶片
- 琥乙红霉素（利君沙）
- 克拉霉素
- 罗红霉素（欧意）
- 阿奇霉素（泰力特、希舒美）
- □ **喹诺酮类**
- 氧氟沙星胶囊
- 左氧氟沙星

适用人群：咳嗽、有痰、痰色发黄的患者。

● 1.4 哮喘

1. 疾病概述

哮喘是一种慢性炎症性疾病，由于患者支气管高反应性发生可逆性气道阻塞；少数患者，炎症可以引起不可逆性阻塞。在发达国家成年人群发病率约为 5%，儿童超过 10%，可引起死亡。哮喘的病原学不清楚，但遗传和环境因素被认为与该疾病的发病和发展有关。

哮喘的主要症状是喘鸣音、呼吸困难（或呼吸急促），胸部紧迫感、咳嗽，而且这些症状容易变化，有周期性，夜间加重，易被一些特殊刺激诱发。急性发作时，常见呼吸频率加快和心动过速。

哮喘是一种慢性疾病，治疗措施包括减轻炎症和气道阻力及保持气流的预防措施，还包括急性发作时的特殊治疗。在治疗选择中测量肺功能起重要作用，同时鼓励患者用可以测量 PEF（呼气峰流速）的简单流量计监测自己的病情并作为调整治疗方案的依据。

2. 治疗与用药原则

- 哮喘急性发作的治疗取决于发作的严重程度及对治疗的反应。
- 治疗的目的在于尽快缓解症状，解除气流受限和改善低氧血症。
- 治疗哮喘的标准药物是 β_2 肾上腺素受体激动剂和糖皮质激素。
- 治疗方案优先采用吸入法以使药物能到达预期作用部位。这样就可以用比口服给药剂量更小的剂量，不良反应也会随之降低。
- 短效 β_2 肾上腺素受体激动剂如沙丁胺醇或特布他林是急性支气管痉挛的首选药物，吸入这些药物立即产生支气管扩张效应。β_2 肾上腺素受体激动剂的规律使用主要局限于应用长效制剂（如沙美特罗）需要患者同时进行抗炎预防治疗。
- 糖皮质激素是预防哮喘最有效的药物，这类药物具有抗炎作用，可降低支气管高反应性，必须规律性用药以达到最好效果。
- 白三烯拮抗剂（如扎鲁司特、孟鲁斯特）是另一种可选药物或糖皮质激素吸入剂辅助用药。
- 糖皮质激素吸入剂和长效 β_2 激动剂联合应用治疗慢性哮喘具有协同作用。这种联合用药比糖皮质激素吸入剂与白三烯拮抗剂联合用药更有效。

3. 药物治疗

●● 糖皮质激素
- 泼尼松龙片

- 倍氯米松吸入剂
- 氟替卡松吸入剂
- 丙酸倍氯米松气雾剂（必可酮）
- 布地奈德粉吸入剂（普米克都保）、气雾剂（普米克）

适用人群：支气管哮喘症状中度以上的患者。

●● 支气管扩张药

□ β_2 受体激动剂（一般作为临时用药，有哮喘发作预兆或哮喘发作时使用）

- 沙丁胺醇片、缓释胶囊（舒喘灵）、气雾剂（万托林）
- 异丙肾上腺素气雾剂
- 特布他林片、气雾剂（博利康尼、喘康速）
- 盐酸丙卡特罗片（美普清）

适用人群：支气管哮喘的患者。

不适宜人群：心脏、肝、肾功能不全，甲状腺功能亢进、活动性消化道溃疡、糖尿病、前列腺增生患者。

□ 茶碱类

- 茶碱缓释片（舒弗美）
- 二羟丙茶碱片（喘定片）

适用人群：支气管哮喘的患者。

不适宜人群：心脏、肝、肾功能不全，甲状腺功能亢进、活动性消化道溃疡、糖尿病、前列腺增生患者。

- 注意事项：尽量不要与大环内酯类抗生素合用，以免血浓过高引起中毒。

□ 抗胆碱药

- 异丙托溴铵气雾剂（可必特、爱全乐）

适用人群：支气管哮喘患者。

●● 抗过敏平喘药

- 色甘酸钠胶囊、气雾剂
- 酮替芬

适用人群：过敏性哮喘患者。

●● 白三烯拮抗剂（既能缓解哮喘还能消除炎症）

- 孟鲁司特钠咀嚼片（顺尔宁）
- 扎鲁司特

适用人群：支气管哮喘症状中度以上的患者。

●● 复方制剂

- 沙美特罗替卡松粉吸入剂（舒利迭）
- 复方茶碱片
- 茶新那敏片（定喘止咳片）
- 海珠喘息定片

适用人群：轻中度过敏性哮喘的患者。

◎◎ **中成药**

□ **风寒袭肺型**

- 保宁半夏曲
- 复方川贝精片

原则：宣肺散寒。

适用人群：喘咳气急、痰多稀薄色白，兼有头痛或伴发热，口不渴，无汗，苔薄白的寒喘型患者。

□ **表寒里热型**

- 喘咳宁片
- 桂龙咳喘宁胶囊

原则：止咳平喘。

适用人群：咳逆上气，胸胀或胸痛，气粗，鼻煽，咳而不爽，痰吐稠黏，伴有形寒，身热，烦闷，身痛，有汗或无汗，口渴，苔薄白或黄，质红的表寒里热型患者。

□ **痰热郁肺型**

- 百花定喘丸
- 安嗽糖浆
- 双黄平喘颗粒
- 化痰平喘片

原则：清泄痰热。

适用人群：喘咳气涌、胸部胀痛、痰多黏稠色黄，或夹血色，伴有胸中烦热，身热，有汗，渴喜冷饮，面红，咽干，尿赤或大便秘结，苔黄或腻的痰热郁肺型患者。

□ **肺虚哮喘型**

- 参贝北瓜膏
- 肺安片

原则：补肺益气，养阴润肺。

适用人群：喘促短气，轻度哮鸣，气怯声低，咳声低弱，痰吐稀薄，自汗畏风，舌质淡的肺虚型患者。

□ **肾虚哮喘型**

- 蛤蚧定喘胶囊
- 息喘丸
- 固本咳喘片
- 固肾定喘丸

原则：滋阴清肺，止咳定喘。

适用人群：喘促日久，动则喘甚，呼多吸少，气不得续，形瘦神疲，跗肿，汗出肢冷，面青唇紫，舌淡苔白的肾虚型患者。

第2章
胃肠疾病用药 ▶▶▶

　　消化系统疾病包括食管、胃、肠、肝、胆、胰以及腹膜、肠系膜等脏器的疾病。胃肠疾病属常见病。

　　其疾病的症状很多，包括吞咽困难、恶心、呕吐、嗳气、反酸、烧心感、食欲不振、早饱、腹胀、腹痛、腹泻、便秘、腹块、里急后重、黄疸、呕血、黑粪、便血等。不同胃肠疾病有不同的主要症状及不同的症状组合，个别症状在不同疾病也有不同的表现特点。因此，认真收集临床资料，包括病史、体征、常规化验及其他有关的辅助检查结果，进行全面的分析与综合，才能得到正确的诊断。

　　胃肠疾病的治疗既要依靠药物，也要重视一般措施，包括适当的休息，平衡而营养丰富的饮食。在康复阶段，应当合理安排生活，逐步做些体育锻炼，以增强体质。必须掌握各种药物治疗的指征、副作用和禁忌证。要选择高效、副作用少、价格便宜、服用方便的药物。不要滥用药物，要认识到药物总有副作用，有些药物的副作用还比较严重，可加重肝脏、肾脏的代谢负荷。对各种可引起消化疾病副作用的药物，要熟悉其性能，避免或谨慎使用。

● 2.1 呕吐

1. 疾病概述

　　临床常见症状恶心，常为呕吐的前驱感觉，也可单独出现表现为上腹部特殊不适感，常伴有头晕、流涎、脉缓、血压降低等症状。

　　呕吐是指胃内容物或一部分小肠内容物通过食管逆流出口腔的一种复杂的反射动作，呕吐可将有害物质从胃排出而起到保护作用，但持久而剧烈的呕吐可引起水电解质紊乱。

2. 治疗与用药原则

- 止吐药是治疗或预防恶心和呕吐的药物，包括与癌症治疗（可能需要昂丹司琼止吐）、麻醉和运动病相关的恶心和呕吐。

- 用药选择部分根据引起恶心和呕吐的病因。
- 维生素 B_6 用于孕妇呕吐。
- 患者化疗后的呕吐需要注射止吐药物。

3. 药物治疗

◎◎ **化学药物**
- 甲氧氯普胺
- 多潘立酮（吗丁啉）
- 维生素 B_6

◎◎ **中成药**
- 活胃散（胶囊）（孕妇禁用）
- 止吐六味散

适用人群：一般呕吐者。

2.2　腹痛

1. 疾病概述

消化道或腹腔内其他脏器的病变都可引起腹痛，如食管破裂、溃疡穿孔、阑尾炎、胰腺炎等。腹痛的诊断性检查包括血液和小便化验、X线检查、超声波扫描和CT。

腹痛的原因也有可能是肠梗阻、脏器穿孔及胆囊、阑尾、肠道脓肿。

腹痛是一个症状，治疗腹痛应查明原因，针对引起腹痛的疾病进行治疗。

2. 治疗与用药原则

在零售药店，仅能帮助患者对症治疗，且需要提醒患者就医查明病因。

3. 药物治疗

解痉药通过直接或间接抗胆碱作用于副交感运动神经而松弛平滑肌。可用于治疗胃肠道痉挛和肠易激综合征以及其他与平滑肌痉挛相关的疾病。

- 溴丙胺太林（普鲁本辛）
- 颠茄片
- 丁溴东莨菪碱片、胶囊
- 山莨菪碱（654-2）片

4. 注意事项

- 一般会引起口渴，服用后需多喝水。
- 不要与甲氧氯普胺、多潘立酮合用。
- 可延长胃排空时间，会影响一些药物的吸收。

● 2.3 消化不良

1. 疾病概述

消化不良是一种由胃动力障碍所引起的疾病，也包括胃蠕动不好的胃轻瘫和食道反流病。

症状表现为断断续续地有上腹部不适或疼痛、饱胀、烧心（反酸）、嗳气等。常因胸闷、早饱感、腹胀等不适而不愿进食或尽量少进食，夜里也不易安睡，睡后常有噩梦。

引起消化不良的原因很多，包括胃和十二指肠部位的慢性炎症，使食管、胃、十二指肠的正常蠕动功能失调。患者精神不愉快、长期闷闷不乐或突然受到猛烈的刺激等均可引起。老年人的消化功能减退，易受情绪影响，有时食物稍粗糙或生冷及食物过多过油腻时也可诱发。

2. 治疗与用药原则

* 非溃疡性消化不良一般要求避免乙醇、咖啡、吸烟和加重症状的食物，并且少量规律进食，以利于消化。
* 消化不良以腹胀、早饱为主要表现的病例，应使用促动力药，加强食物从胃排空，减轻胃胀，对于反酸的患者，需要加服抗酸药或抑酸药。
* 可服用胃蛋白酶合剂、多酶片、胰酶片等，促进食物分解，增强营养吸收，不宜用酵母菌片。
* 乳酸菌素片，能在肠道形成保护层，阻止病原菌及病毒的侵袭，还能促进胃液分泌，增强消化功能。
* 干酵母片，用于消化不良的辅助治疗和 B 族维生素缺乏症。

3. 药物治疗

□ 助消化药

助消化药是指能促进胃肠消化过程的药物，且大多是消化液中的主要成分。它可用于消化道分泌功能不足，也可促使消化液的分泌，还可增强消化酶的活力，调整胃肠功能或制止肠道过度发酵，从而达到助消化的目的。

* 胃蛋白酶［散剂（俗称药粉）、合剂、糖浆剂及片剂］
* 复方消化酶胶囊（达吉）
* 多酶片
* 乳酶生（表飞鸣）
* 乳酸菌素片

- 藿香清胃胶囊
- 康胃素（卡尼汀，适用于治疗胃酸缺乏症、消化不良）
- 复方淀粉酶粉（胖得生）
- 胰淀双酶肠溶片
- 消胀片（二甲硅油＋氢氧化铝）

注意事项：
- 服用消化酶制剂时，不要用过热的开水送服，以免酶失活。
- 应避免与一些金属离子的制剂同时服用。

适用人群：腹胀、嗳气、早饱症状、口臭、消化不良的患者。

□ **促动力药**

促动力药可以刺激肠道蠕动。胃肠道平滑肌具有内在运动活性，由自主神经、局部反射和胃肠道激素调控。这种活性产生蠕动波和分节运动，前者推动腔内容物从胃到肛门，后者促进消化。

- 甲氧氯普胺（胃复安）
- 多潘立酮（吗丁啉，多巴胺受体抑制剂）
- 莫沙必利（5-羟色胺受体激动剂）

适用人群：腹胀、胃胀、消化不良、爱打嗝、早饱症状者及胃肠蠕动慢的老年人。

不适宜人群：肠梗阻、胃肠出血者。

● ● **中成药**

□ **饮食停滞型（饮食伤胃型）**
- 大山楂丸
- 六味能消胶囊（健脾和胃、消积导滞）
- 加味保和丸
- 保和丸（颗粒、片）
- 健胃消食片
- 保济丸
- 复方鸡内金片
- 消食健胃片

原则：开胃消食、健胃消食。

适用人群：胃痛、上腹胀满、嗳腐酸气、吐食或排气后胃痛减轻的饮食伤胃型患者。

□ **脾虚食滞型**
- 木香顺气丸
- 补脾消食片
- 开胃健脾丸
- 参术健脾丸
- 香砂枳术丸
- 香砂六君丸

原则：健脾和胃、顺气化湿。

适用人群：腹部满闷、食欲不振、恶心呕吐、消瘦倦怠、大便溏薄的脾虚食滞型患者。

□ **肝郁食滞型**

- 木香理气片
- 舒肝调气丸
- 槟榔四消丸（用于小儿）
- 清胃和中丸

原则：行气宽中、化滞通便。

适用人群：胸胁满闷、上腹胀满、嗳气倒饱、胃中嘈杂、大便秘结、舌苔黄厚的肝郁食滞型患者。

2.4 胃食管反流病

1. 疾病概述

胃食管反流病是由于胃或十二指肠内容物反流到食管所致。可能出现食道炎症和溃疡（反流性食管炎）以及形成狭窄。

反流性食管炎是一种胃食管返流病，由胃和十二指肠内容物，主要是酸性胃液或酸性胃液加胆汁反流至食管所引起的食管黏膜的炎症、糜烂、溃疡和纤维化等病变。

症状表现：胸骨后烧灼感（烧心）或疼痛、反酸和吞咽困难（吞咽有困难）、胃胀等。

2. 治疗与用药原则

• 药物治疗的目的是加强抗反流屏障功能，提高食管清除能力，改善胃排空与幽门括约肌功能以防止胃、十二指肠内容物反流，保护食管和裸露组织。

• 即一开始首先使用质子泵抑制药加促胃动力药，以求迅速控制状态，快速治愈食管炎，待症状控制后再减量维持。

• 抑酸与促动力药物的联合用药是目前治疗反流性食管炎最常用的方法，其中质子泵抑制药与莫沙必利合用疗效较为明显。

3. 药物治疗

●● 抑制胃酸药

抑酸药用于治疗和预防消化性溃疡病，部分药物也可以用于治疗与高胃酸相关的其他疾病，如胃食管反流病和消化不良。

□ 组胺 H_2 受体拮抗剂

通过阻断胃壁细胞的组胺 H_2 受体而起作用，因此可以拮抗内源性组胺对胃酸分泌的正常刺激作用。

• 西咪替丁（泰胃美）
• 雷尼替丁（善胃得、瑞宁）
• 法莫替丁（高舒达、信法丁）

□ 质子泵抑制剂

通过阻断负责质子向胃肠腔活性转移的酶系统而起作用，这个酶系统就是胃壁细胞上的氢/钾三磷酸腺苷酶，也称质子泵。

• 奥美拉唑镁肠溶片（洛赛克）
• 奥美拉唑肠溶胶囊（奥克）
• 兰索拉唑肠溶胶囊（达克普隆）

- 泮托拉唑肠溶片（泰美尼克）
- 雷贝拉唑钠肠溶片（波利特）
- 埃索美拉唑镁肠溶片（耐信）

注：埃索美拉唑的抑酸效果强于其他第一代的 PPI。

适用人群：上腹痛、反酸、烧心、胃烧灼感疼痛、饥饿样胃痛、消化性溃疡病。

◉◉ 促动力药

促动力药可以刺激胃肠道蠕动。胃肠道平滑肌具有内在运动活性，由自主神经、局部反射和胃肠道激素调控。这种活性产生蠕动波和分节运动，前者推动腔内容物从胃到肛门，后者促进消化。

- 甲氧氯普胺（胃复安）
- 多潘立酮（吗丁啉，多巴胺受体抑制剂）
- 莫沙必利（5-羟色胺受体激动剂）

适用人群：腹胀、胃胀、消化不良、爱打嗝、早饱症状者及胃肠蠕动慢的老年人。

不适宜人群：肠梗阻、胃肠出血者。

2·5 胃炎

1. 疾病概述

胃炎是一种病理状态，指胃黏膜对各种损伤的炎症反应过程，通常包括上皮损伤、黏膜炎症反应和上皮再生三个过程。

根据病变范围分为胃窦胃炎、胃体胃炎和全胃炎；根据病因不同分为幽门螺杆菌相关性胃炎、自身免疫性胃炎、应激性胃炎、特殊类型胃炎；根据病理改变分为浅表性胃炎、萎缩性胃炎、糜烂性胃炎。

症状表现：一般说来，胃炎患者常伴有消化不良和上腹部不适。

胃痛又称胃脘痛，是以上腹胃脘部近心窝处经常发生疼痛为主证。消化性溃疡、胃痉挛、急慢性胃炎、胃神经官能症、胃黏膜脱垂、胃下垂等病症都可引起胃痛，服用某些对胃部有刺激的药物也可引起胃痛。

中医认为胃痛发生的原因为寒邪客胃、饮食伤胃、肝气犯胃、脾胃虚弱等。其病位在胃，但与肝脾关系最为密切，肝气郁结、横逆犯胃；或脾不健运、胃失和降、气机阻滞，都可导致胃痛的发作。其病因虽各有不同，但"不通则痛"却是一致的。

2. 治疗与用药原则

- 短期治疗药物选择胃黏膜保护剂和抑制胃酸分泌药。
- 一般轻症病人可单纯给予胃黏膜保护药如硫糖铝、铝碳酸镁等。
- 疼痛明显，可给予抑制胃酸药如 H_2 受体拮抗剂。
- 严重患者尤其以消化道出血表现者需要在使用胃黏膜保护剂的同时使用强力抑制胃酸分泌药如质子泵抑制剂。
- 浅表性胃炎以反酸、腹痛为表现，尤其糜烂明显，除给予黏膜保护剂外，还需要给予抑制胃酸药物。
- 慢性胃炎、黏膜萎缩者，以黏膜保护药应用为主。
- 由于慢性胃炎患者多数存在幽门螺杆菌的感染，而幽门螺杆菌与发生癌变有直接的关系，因此，清除幽门螺杆菌成了治疗慢性胃炎的首要任务。

3. 药物治疗

由于治疗药物与消化道溃疡基本一致，因此可参见 2.6 消化道溃疡章节。

2.6 消化道溃疡

1. 疾病概述

消化道溃疡指胃肠道黏膜被胃酸和胃蛋白酶等自身消化而发生的溃疡。其深度达到或穿透黏膜肌层。溃疡好发于胃和十二指肠。当胃和十二指肠防卫机制遭受胃酸破坏，如黏液产生量改变时，就会形成溃疡。

十二指肠溃疡是消化性溃疡最常见的类型，胃溃疡少见一些，通常发生在胃小弯的部位。胃溃疡疼痛症状一般发生于饭后，与饭后溃疡面拉大和胃动力障碍有关；而十二指肠溃疡疼痛症状则多发于饭前以及半夜，疼痛症状与胃酸过多有关。

十二指肠典型症状：腐蚀痛、烧灼痛、钝痛和胃空虚感。饥饿时更容易发生腹痛。疼痛为持续性、轻度至中度，位置固定，几乎总在胸骨之下。疼痛常常在凌晨 1～2 时发生。疼痛一天可发作 1 次或多次，持续 1 周至数周，然后不治自行消失。

2. 治疗与用药原则

• 本病确诊后一般采取综合性治疗措施。治疗目的在于消除病因、缓解临床症状，促进溃疡愈合，防止溃疡复发，减少并发症。

• 针对病因的治疗如根除幽门螺杆菌，有可能彻底治愈溃疡病。

• 对幽门螺杆菌感染有效的药物包括铋剂、阿莫西林、克拉霉素、四环素、甲硝唑、替硝唑等。质子泵抑制剂对幽门螺杆菌有较强的抑制作用，能加强抗菌药物的杀菌活性。

• 临床上常用的治疗方案有质子泵抑制剂＋铋剂＋阿莫西林＋克拉霉素，或铋剂＋甲硝唑＋阿莫西林，铋剂＋克拉霉素＋质子泵抑制剂等二、三、四联的方案。

• 十二指肠溃疡的治疗是以抑酸药为主，而胃溃疡的治疗则以胃黏膜保护剂和胃动力药相结合为主。

3. 药物治疗

●● 抗酸药

抗酸药是一些碱性物质，可以中和胃液中的盐酸。可以用于对症治疗高胃酸所致的胃肠道疾病，如消化不良、胃食管反流病和消化道溃疡病等。

• 铝碳酸镁（达喜、胃必治）
• 碳酸氢钠（苏打片）
• 磷酸铝凝胶（洁维乐）
• 鼠李铋镁（乐得胃、胃速乐）

- 复方氢氧化铝片（胃舒平）
- 盖胃平（三硅酸镁、氢氧化铝）
- 复方维生素 U 片（维仙优）
- 胃痛宁

适用人群：反酸、烧灼感（烧心）、嗳气、食管炎、胃炎、消化道溃疡患者。

●● 抑制胃酸药

抑酸药用于治疗和预防消化道溃疡病，部分药物也可以用于治疗与高胃酸相关的其他疾病，如胃食管反流病和溃疡型消化不良。

□ 组胺 H_2 受体拮抗剂

通过阻断胃壁细胞的组胺 H_2 受体而起作用，因此可以拮抗内源性组胺对胃酸分泌的正常刺激作用。

- 西咪替丁（泰胃美）
- 雷尼替丁（善胃得、瑞宁）
- 法莫替丁（高舒达、信法丁）

□ 质子泵抑制剂

通过阻断负责质子向胃肠腔活性转移的酶系统而起作用，这个酶系统就是胃壁细胞上的氢/钾三磷酸腺苷酶，也称质子泵。

- 奥美拉唑镁肠溶片（洛赛克）
- 奥美拉唑肠溶胶囊（奥克）
- 兰索拉唑肠溶胶囊（达克普隆）
- 泮托拉唑肠溶片（泰美尼克）
- 雷贝拉唑钠肠溶片（波利特）
- 埃索美拉唑镁肠溶片（耐信）

注：埃索美拉唑的抑酸效果强于其他第一代的 PPI。

适用人群：上腹痛、反酸、烧心、胃烧灼感疼痛、饥饿样胃痛、消化道溃疡病患者。

●● 黏膜保护剂

黏膜保护剂可用于治疗消化道溃疡病。

□ 螯合剂或复合剂

通过与蛋白质结合形成一种黏附复合物，覆盖在溃疡部位而产生保护作用。

- 硫糖铝
- 枸橼酸铋钾（丽珠得乐）
- 胶体果胶铋
- 枸橼酸铋钾雷尼替丁（复方制剂）
- 复方碱式硝酸铋片（胃得乐）
- 胶体次枸橼酸铋剂
- 吉法酯（惠加强 G）
- 前列腺素（米索前列醇）

适用人群：反酸、胃烧灼感、食管炎、胃炎、消化道溃疡病患者。

注意事项：其主要副作用为便秘，不宜于与西咪替丁等制酸剂合用，以免影响疗效。

中成药 ▶▶▶

● ● **胃脘痛类**（胃炎、消化道溃疡）
　　□ **脾胃虚寒型**
　　　● 香砂养胃丸
　　　● 温胃舒胶囊
　　　● 附子理中丸
　　　● 紫芍六君丸
　　　● 丁桂温胃散
　　　● 香砂和胃丸
　　　原则：温中和胃。
　　　适用人群：胃部隐痛、空腹病重、喜温乐按、稍食疼痛减轻、食欲缺乏的患者。
　　□ **胃阴亏虚型**
　　　● 养胃舒胶囊、颗粒
　　　● 胃乐宁片
　　　● 天风胃痛散
　　　● 胃安胶囊
　　　● 胃乐新颗粒
　　　原则：滋阴养胃。
　　　适用人群：胃痛隐隐、口燥咽干、大便干结的患者。
　　□ **寒邪客胃型**
　　　● 温胃舒胶囊
　　　● 神曲茶
　　　● 十香止痛丸
　　　● 七味胃痛胶囊
　　　● 八味肉桂胶囊
　　　原则：解表祛风、健胃和胃。
　　　● **适用人群**：外受寒邪、胃脘暴痛、恶寒喜暖、得热痛减、遇寒痛增、喜饮热食的患者。
　　□ **瘀血停滞型**（溃疡性）
　　　● 摩罗丹
　　　● 胃气痛片
　　　● 三九胃泰颗粒、胶囊
　　　● 胃乃安胶囊
　　　● 香药胃安胶囊
　　　原则：活血化瘀。
　　　适用人群：胃痛、有定处而拒按，或有针刺感加重，或食后痛加重、黑色大便的患者。

□ **肝气犯胃型**
- 养胃舒胶囊
- 木香顺气丸
- 胃苏冲剂（胃痛气胀明显者）
- 复方陈香胃片
- 气滞胃痛颗粒
- 三九胃泰颗粒、胶囊
- 活胃散
- 安胃颗粒
- 胃得安（胃痛胃酸偏多者）

原则：疏肝和胃、理气消胀。

适用人群：胃部胀痛、疼痛流窜到后背、气怒疼痛加重、经常嗳气者。

□ **肝胃郁热型**
- 左金片
- 胃痛宁
- 正胃片
- 胃复舒胶囊

原则：泻火疏肝、和胃。

适用人群：胃脘灼痛、痛势急迫、烦躁易怒、吐酸嘈杂、口干口苦的患者。

● ● **胃胀类**（功能性消化不良）

□ **脾胃虚弱型**
- 益气六君丸
- 开胃丸
- 消食养胃丸
- 丁蔻理中丸

原则：健脾养胃、温中散寒、益气健脾。

适用人群：胃脘部不舒、时轻时重、食欲缺乏、喜热喜按、得温症状减轻的患者。

□ **饮食停滞型**
- 开胸理气丸
- 健胃十味丸
- 消食健脾丸

原则：理气健脾、消食。

适用人群：恶心呕吐、打嗝腐臭、吐酸水或能进食大便不通的患者。

□ **肝郁气滞型**
- 开郁顺气丸
- 沉香化滞丸
- 沉香理气丸

- 舒肝丸

原则：舒肝解郁、理气化滞。

适用人群：胃脘不舒、胸闷痞满、心烦易怒、两胁发胀的患者。

中西药复合制剂 ▶▶▶

- 复方田七胃痛胶囊（用于胃脘痛，胃酸过多；慢性浅表性胃炎症状者）
- **注意事项**：前列腺肥大、青光眼及哺乳期妇女禁用这些药品。

● 2.7 腹泻

1. 疾病概述

腹泻是粪便量增加、粪便呈稀水样，或排便次数增加。当有些物质不能被吸收入血而大量存在于肠腔内时，使过量的水分滞留于粪便之中，引起腹泻。

急性腹泻分为感染性腹泻和非感染性腹泻。

感染性腹泻：病毒感染、细菌感染、真菌感染和寄生虫感染腹泻。

非感染性腹泻：化学品和药物所致的腹泻、食物中毒、肠道变应性病、功能性腹泻、全身性疾病腹泻。

急性腹泻伴有高热，以细菌性痢疾、沙门菌属食物中毒感染居多；有里急后重以细菌性痢疾、阿米巴痢疾、急性吸虫病可能性大，而食物中毒感染大多无里急后重。

2. 治疗与用药原则

腹泻是一种症状，病因治疗和对症治疗都很重要。在未明确病因之前，要慎重使用止泻药和解痉止痛药，以免造成误诊。

一般在零售药店的情况，多数属于对症治疗。

☐ **对症治疗**

- 纠正水电解质平衡紊乱，及时口服补液盐。
- 纠正营养平衡，适当根据病情补充维生素，尤其是慢性腹泻及孕妇腹泻患者。
- 对于感染性或非感染性腹泻都需要黏膜保护，防止黏膜发炎。
- 对于急性或慢性腹泻，都可以调节肠道菌群。
- 最后进行止泻或解痉。

☐ **对因治疗**

- 病毒感染引起的腹泻一般不需要用抗生素，可使用黄连素。
- 诺氟沙星、环丙沙星、氧氟沙星适用于肠道感染（志贺菌属、沙门菌和大肠埃希菌等）所致的腹泻，如痢疾、肠炎。
- 阿米巴痢疾可选用甲硝唑。
- 乳糖不耐受不宜用乳制品。
- 炎症性肠病应选用柳氮磺胺吡啶或美沙拉嗪、奥沙拉秦。
- 腹泻次数较多时，应及时补充液体和电解质。

3. 药物治疗

☐ **肠道黏膜保护剂**

- 蒙脱石散（思密达、必奇）

- ☐ **补液盐**
  - ORS 口服补液盐Ⅰ、Ⅱ、Ⅲ
- ☐ **微生态制剂**
  - 地衣芽孢杆菌活菌制剂（整肠生）
  - 双歧杆菌活菌制剂（丽珠肠乐）
  - 双歧杆菌、嗜酸乳杆菌、粪肠球菌三联活菌胶囊（培菲康）
  - 蜡样芽孢杆菌活菌制剂（蓉生乐腹康）
  - 双歧杆菌、嗜酸乳杆菌、肠球菌、蜡样芽孢三联活菌制剂（思连康）
  - 酪酸梭状芽孢杆菌制剂（米雅 BM）
  - 嗜酸乳杆菌制剂（乐托尔）
  - 枯草杆菌二联活菌肠溶胶囊（美常安）
- ☐ **抗菌药物**
  - 复方黄连素片
  - 苋菜黄连素胶囊
  - 黄连素片
  - 诺氟沙星
  - 呋喃唑酮（痢特灵）
- ☐ **脑啡肽酶抑制药**
  - 消旋卡多曲
- ☐ **吸附剂药物**
  - 药用炭
- ☐ **收敛剂**
  - 鞣酸蛋白散（大度来林）
- ☐ **抗动力药（止泻药）**
  - 洛哌丁胺（易蒙停）
  - 复方地芬诺酯
- ☐ **解痉药**
  - 匹维溴铵片
- ◉◉ **中成药**
  - ☐ **湿热泄泻型**
    - 葛根芩连片（解肌）
    - 肠炎宁糖浆（片）
    - 正露丸
    - 香连片（湿热明显）
    - 枫蓼肠胃康颗粒
    - 克痢痧胶囊
    - 藿香正气水
  - 原则：清热燥湿、行气止痛的作用。

适用人群：泄泻腹痛、泻下急迫或泻下不爽、粪色黄褐而臭、肛门灼热、小便短黄、苔黄腻的湿热泄泻型患者。

□ **脾虚泄泻型**

- 补脾益肠丸
- 香砂理中丸
- 肠胃宁
- 绿梅止泻颗粒
- 香砂六君片

原则：健脾益气。

适用人群：神疲乏力、大便溏薄、夹有不消化的食物、食欲缺乏、纳食减少、舌淡、舌体胖有齿痕的脾虚泄泻型患者。

□ **肾虚泄泻型**

- 固本益肠片
- 理中丸
- 温中止泻丸
- 健脾理肠片
- 肠胃散

原则：健脾温肾、涩肠止泻。

适用人群：五更泄泻、泄前腹痛、肠鸣即泄、泻后腹痛即止，形寒肢冷、腰膝酸软、舌淡的肾虚泄泻型患者。

● 2.8 便秘

1. 疾病概述

便秘是指排便次数减少（量化指标为便次＜3 次/周，更有意义的是比以前减少）、排便困难及粪便干结等症状，而不是一种疾病。便秘多是功能性的，少数是器质性疾病所继发的。

便秘的常见原因：
- 饮食改变或食物纤维素太少；或身体活动减少；
- 服用抗酸药、铋剂、铁剂、抗胆碱能药物、抗高血压药物和安眠药等；
- 由于严重疾病、甲状腺功能低下、高钙血症引起；
- 身体活动太少；
- 大肠收缩减少。

2. 治疗与用药原则

- 便秘治疗的目的是改善症状，消除病因，恢复正常肠动力和排便的生理功能。
- 当便秘反复发作时，应请医生检查，排除肠道器质性病变，然后正确选用泻药治疗。
- 首先，应选用微生态制剂，这类制剂不仅可以清除体内"垃圾"，调节肠道菌群平衡，使肠道功能恢复正常，保持大便通畅，还能调节机体免疫功能，且副作用少。常用的有双歧三联活菌（培菲康）、丽珠肠乐等。
- 其次，可根据体质和病情选用内服缓泻剂。单纯性便秘患者可选用麻仁丸、复方芦荟胶囊、通便灵、通泰胶囊和乳果糖。
- 老年患高血压、心衰的便秘患者，可选择麻仁润肠丸、麻仁软胶囊、聚乙二醇4000 散剂（福松）、乳果糖，糖尿病伴便秘的患者可选用莫沙必利，其可加速胃、肠蠕动。
- 便秘者也可选用润滑肠道的各种栓剂，如开塞露、甘油栓等外用肛门栓剂。在便秘时用一支开塞露，可使大便软化排出。
- 最后，再选择刺激性的泻药，如便塞停（比沙可啶）、果导等。

老年便秘患者在使用泻药通便时，还必须注意：
- 长期使用某一种泻药，可造成对泻药的依赖，使直肠黏膜的应激性降低，一旦停药，正常的排便功能难以恢复。因此，使用泻药最好通便后即停，或与其他通便药交替使用。
- 忌服有刺激性的泻药，如大黄、芒硝、蓖麻油等。因为这类药在小肠部位即起导泻作用，如果多用可引起腹泻、失水、失钾，导致代谢紊乱。

• 忌长期服用液状石蜡。长期服用该药，会影响脂溶性维生素的吸收，刺激胃肠道肉芽组织增生。

• 老年便秘患者应谨慎使用能抑制胃肠道蠕动的镇静剂、抗胆碱药（如阿托品、颠茄、山莨菪碱、普鲁本辛等）和有收敛作用的含铝制剂、钙制剂、可待因等药物，因为老年人对这些药物非常敏感，服用这些药物后可能诱发或加重便秘。

• 老年人如有心肾功能不全、高血压、肠梗阻和肠出血，禁用刺激性泻药酚酞（果导）。

3. 药物治疗

□ **容积性泻药**
• 欧车前亲水胶散
• 羧甲基纤维素钠颗粒
• 大麦制剂（非比麸）

□ **渗透性泻药**
• 聚乙二醇 4000（福松）
• 乳果糖口服液（杜秘克）

□ **刺激性泻药**
• 比沙可啶肠溶片（便塞停）
• 甘油栓剂

□ **润滑性泻药（粪便软化剂）**
• 甘油、蓖麻油、液状石蜡

□ **微生态制剂**
• 整肠生、培菲康、丽珠肠乐、美常安、金双歧

●● **中成药**

□ **肠腑实热药**
• 一清胶囊
• 清火片
• 四季三黄片
• 黄连上清丸
• 京制牛黄解毒片
• 三黄片
• 牛黄清胃丸
• 复方芦荟胶囊

原则：健脾和胃、消积导滞。

适用人群：大便干结、腹部胀满、按之作痛，口干口臭、小便短赤的患者。

□ **脾肾阳虚药**
• 苁蓉通便口服液

- 便通胶囊
- 润肠通秘茶
- 益气润肠膏

原则：滋阴补肾、润肠通便。

适用人群：大便秘结、面色无华、无力排便的患者。

□ **阴虚肠燥药**
- 麻仁润肠丸
- 五仁润肠丸
- 通便灵胶囊
- 麻仁胶囊、麻仁软胶囊
- 苁蓉润肠口服液

原则：健脾益肾、润肠通便。

适用人群：大便干结、状如羊屎、口干少津、神疲纳差的患者。

● 2.9 肠易激综合征

1. 疾病概述

肠易激综合征（IBS）是一组持续或间歇发作，以腹痛、腹胀、排便习惯和（或）大便性状改变为临床表现而缺乏胃肠道结构和生化异常的肠道功能紊乱性疾病。肠易激综合征患者肠道对许多刺激特别敏感，紧张、饮食、药物、激素或轻微的刺激和炎症均可引起胃肠道异常收缩。

患者中青年居多，50岁以后首次发病少见。男女比例1：2。

几乎所有的IBS患者都有不同程度的腹痛，部位不定，以下腹和左下腹多见。一般每日腹泻3～5次，大便多呈稀糊状，也可为成形软便或稀水样。部分患者腹泻与便秘交替发生。其他消化道症状，多伴腹胀感，可有排便不净感。全身症状：相当部分患者有失眠、焦虑、抑郁、头昏、头痛等精神症状。

2. 治疗与用药原则

- 教育患者建立良好的生活习惯，放松心情，适量运动。
- 一般宜避免产气的食物（如乳制品、大豆），高纤维食物有助于改善便秘，对失眠、焦虑患者可适当给予镇静药。
- 针对主要症状选用药物治疗，抗胆碱药物可作为缓解腹痛的短期对症治疗。匹维溴铵片为选择性作用于胃肠道平滑肌的钙拮抗剂。
- 洛哌丁胺胶囊或地芬诺酯止泻效果好，适用于腹泻症状较重者，但不宜长期使用，轻症者宜使用吸附止泻药蒙脱石散等。
- 对于便秘型患者酌情使用泻药，宜使用温和的轻泻剂，常选用渗透性轻泻剂聚乙二醇、乳果糖或山梨醇，容积性泻药如欧车前制剂和甲基纤维素等。
- 其他肠道菌群调节剂如双歧杆菌、乳酸杆菌等制剂，可纠正肠道菌群失调。

3. 药物治疗

□ **解痉药**
- 匹维溴铵片

□ **抗动力药**
- 洛哌丁胺
- 地芬诺酯

□ **肠道黏膜保护剂**
- 蒙脱石散

□ **渗透性泻药**
- 聚乙二醇 4000（福松）
- 乳果糖口服液（杜秘克）

□ **容积性泻药**
- 大麦制剂（非比麸）

□ **微生态制剂**
- 双歧杆菌活菌制剂（丽珠肠乐）
- 双歧杆菌、嗜酸乳杆菌、粪肠球菌三联活菌胶囊（培菲康）

第**3**章
肝胆疾病用药 ▶▶▶

● 3.1 脂肪肝

1. 疾病概述

　　肝内脂肪沉积含量超过实重的 5%，即称为脂肪肝，按病因可分为酒精性脂肪肝和非酒精性脂肪肝。

　　多数患者有肥胖、酗酒、长期服药、糖尿病、高脂血症等相关病史。约半数患者无症状，部分患者有肝区胀痛、上腹部不适、腹胀、乏力等；可有恶心、呕吐、食欲减退、消瘦等症状。丙谷氨酸转氨酶轻度升高。首选 B 超检查可确诊。

2. 治疗与用药原则

　　• 患者应戒酒戒烟，调整饮食结构，宜进低脂饮食，忌用动物油、椰汁油，忌油炸食品。多食蔬菜、山药、白薯以及燕麦、小米等粗粮。适当增加鱼类、豆类及其制品的摄入量。

　　• 适当增加运动，促进体内脂肪消耗。

　　• 伴有肝功能异常者，可给予肝降酶的药物治疗，服用降脂药物要慎重。

　　• 适当辅以保肝、祛脂、抗肝纤维化药物，促进肝内脂质排泄，防止肝细胞坏死、炎症及纤维化。

3. 药物治疗

　　●● **降血脂药物**

　　• 非诺贝特

　　• 普伐他汀

　　• 辛伐他汀

　　• 弹性酶

◎◎ **辅助用药**

- 硫普罗宁（治尔乐）
- 三七脂肪肝颗粒
- 多烯磷脂酰胆碱（易善复、易善力、肝得健）
- 熊去氧胆酸（优思弗）
- 水飞蓟素（益肝灵）
- 还原型谷胱甘肽（阿拓莫兰）

3.2 急性胆囊炎

1. 疾病概述

急性胆囊炎是胆囊的急性化脓性炎症，80％伴有胆囊结石，是临床常见的急腹症之一。发病率仅次于急性阑尾炎，多发生于 35 岁患者，以 40～60 岁多见。女性发生率较高。急性胆囊炎多发生于有结石的胆囊，也可继发于胆管结石和胆道蛔虫等疾病。多由化学性刺激和细菌感染等因素引发此病。

临床表现为突发性右上腹持续性绞痛，向右肩胛下区放射，伴有恶心、呕吐、发冷、发热、纳差、腹胀。胆囊结石引起者，都有夜间发病的特点。一般曾有类似病史，脂餐饮食易诱发。30％～50％病人可触及肿大胆囊有压痛。有白细胞计数升高，血清胆红素、碱性磷酸酶浓度升高等指标变化。

2. 治疗与用药原则

- 卧床休息、低脂饮食或禁食，纠正水电解质和酸碱平衡失调。
- 症状轻者口服 50％硫酸镁、颠茄片、联合应用抗生素。
- 症状严重者，需要去医院就诊输液，解痉止痛，加静滴灭滴灵或头孢类抗生素如菌必治、西力欣等加强支持疗法。

3. 药物治疗

☐ **解痉药**
- 山莨菪碱（654-2）片
- 颠茄片

☐ **抗感染药物**
- 氨苄西林
- 头孢曲松钠
- 头孢噻肟
- 甲硝唑
- 庆大霉素

● 3.3 胆石症

1. 疾病概述

胆石症是指由于胆石在胆囊内移动或嵌顿在胆管、胆总管或肝管时，刺激胆囊壁而引起剧烈绞痛等症状的胆道疾病，胆石的形成与胆道系统环境、代谢因素、饮食结构及卫生条件等有密切关系。多发于 50 岁左右肥胖妇女及经产妇。

胆石症的发生率为 7%。随着生活条件及营养状况的改善，胆石症的发生率有逐年增高的趋势，尤其是胆囊结石的发生率显著增高。胆石症是最常见的胆道疾病。

临床表现，胆囊结石在早期通常没有明显症状，大多数是在常规体检中发现。有时可以伴有轻微不适被误认为是胃病而没有及时就诊。如果胆囊结石嵌顿持续不缓解，胆囊会继续增大，甚至会合并感染，从而进展为急性胆囊炎，如果治疗不及时，少部分患者可以进展为急性化脓性胆囊炎，严重时可以发生胆囊穿孔，临床后果严重。

2. 治疗与用药原则

- 胆石症的治疗目的在于缓解症状，减少复发消除结石，避免并发症的发生。
- 轻度疼痛可经控制饮食、休息、肛门排气等治疗而缓解症状。
- 常用的非手术疗法主要包括卧床休息、禁饮食或低脂饮食、输液、纠正水电解质和酸碱平衡紊乱、抗感染解痉止痛和支持对症处理。
- 口服 50% 硫酸镁 10~15ml 3 次/天，于餐后口服（有严重腹泻者不宜采用）；胆盐能刺激肝脏分泌大量稀薄的胆汁，有利于冲洗胆道，用于症状缓解期并持续数周，可减少症状复发。
- 抗生素的选择应考虑其抗菌药谱、药物在胆汁中的浓度及其不良反应，常选用广谱抗生素，尤其对革兰阴性杆菌敏感的抗生素和抗厌氧菌的药物（如甲硝唑等）。
- 慢性病例的治疗：可采用利胆剂如去氧胆酸、消炎利胆片、羟甲烟胺（利胆素）等，同时注意饮食调节，多能控制发作。

3. 药物治疗

□ **溶石药物**
- 鹅去氧胆酸（胶囊、片）
- 熊去氧胆酸片、胶囊（优思弗）
- 爱活胆通胶囊

□ **利胆药物**
- 去氢胆酸片

- 50％硫酸镁溶液
- 消炎利胆片
- 胆宁片
- 复方胆通片
- 利胆排石颗粒
- 胆石通胶囊
- 羟甲烟胺片（利胆素）
- 腺苷蛋氨酸片（恩美泰）
- 曲匹布通片（舒胆通）

□ **抗感染药物**

- 甲硝唑

第4章

儿科疾病用药 ▶▶▶

● 4.1 小儿厌食症

1. 疾病概述

厌食症在小儿时期很常见，主要的症状有呕吐、食欲不振、腹泻、便秘、腹胀、腹痛和便血等。这些症状不仅反映消化道的功能性或器质性疾病，且常出现在其他系统的疾病时，尤其多见于中枢神经系统疾病或精神障碍及多种感染性疾病时。因此必须详细询问有关病史，密切观察病情变化，对其原发疾病进行正确的诊断和治疗。

临床上，常有家长自诉小朋友食欲不好，是不是得了"厌食症"呢？其实，并不是凭"食欲缺乏"就诊断为"厌食症"；所谓的厌食症，必须先排除宝宝是否罹患有感冒或内科慢性疾病（例如：长期泄泻、慢性肝炎、肺结核），如果是因为上述原因，此时的厌食是自然的，等到疾病痊愈后，厌食症状应该会改善；真正的厌食是指小朋友长时期食欲缺乏，看到食物也不想吃甚至拒吃，这种情形一般连续两个月以上，如此，才符合所谓的"厌食"。

2. 治疗与用药原则

- 积极治疗原发病，如为全身性疾病引起的厌食，原发病治愈后，食欲自然会增加。
- 停用引起胃肠反应的抗生素及其他药物。
- 纠正微量元素缺乏，若有缺锌，口服葡萄糖酸锌，每天 $1\sim1.5mg/kg$，2 次/天口服。
- 助消化剂，口服胃酶合剂或干酵母片对增进食欲有一定作用。
- 胃动力药，如多潘立酮（吗丁啉），能提高食管下段括约肌张力，促进胃蠕动，加快胃排空，能减轻腹胀，制止恶心、呕吐，对胃肠动力障碍引起的厌食有较好的作用。剂量：每次 $0.3mg/kg$，3 次/天口服，疗程 4 周。

3. 药物治疗

- 小儿乳酸菌素片
- 乳酸菌素颗粒
- 胃蛋白酶合剂
- 多潘立酮混悬剂

●● **中成药**

□ **脾胃不和型**

- 小儿消食片
- 肥儿散
- 小儿消食健胃丸
- 小儿七星茶
- 小儿增食丸
- 小儿肠胃康颗粒
- 小儿化食丸

原则：健胃消食、健脾和胃。

适用人群：厌食或拒食，面色不好，精神尚可，大便偏干，舌淡苔白，脉弱的脾胃不和型患者。

□ **脾胃气虚型**

- 健胃消食片
- 启脾丸
- 小儿参术健脾丸
- 小儿健脾丸
- 小儿胃宝片
- 健儿消食口服液（舔舔香）
- 小儿健脾口服液
- 山麦健脾口服液
- 小儿启脾丸
- 醒脾养儿颗粒

原则：健脾消食、化积。

适用人群：厌食或拒食，面色萎黄，精神稍差，肌肉松软，形体消瘦，大便不成形或夹存不消化食物，舌淡苔薄白，脉无力的脾胃气虚型患者。

□ **脾胃阴虚型**

- 小儿健胃糖浆
- 宝儿康散
- 宝儿康糖浆
- 儿宝颗粒
- 龙牡壮骨颗粒

原则：健脾消食、清热养阴。

适用人群：厌食或拒食，面色萎黄，形体消瘦，口干食少，饮水多，烦热不安，大便干尿色深，舌质红，脉细无力的脾胃阴虚型患者。

□ **脾虚肝旺型**

- 健脾消食丸
- 婴儿素
- 香橘丸

原则：健脾消食、化积养胃、止泻。

适用人群：厌食或拒食，性燥易怒，好动爱哭，夜间不安，咬齿磨牙，便稀尿色深，舌尖红，苔净，脉细的脾虚肝旺型患者。

4.2 小儿腹泻

1. 疾病概述

　　小儿腹泻病是一组多病原体、多因素所引起的以腹泻为主要表现的临床综合征，是婴幼儿最常见的消化道综合征，根据病因不同分为感染性与非感染性腹泻两类。感染性腹泻以病原体加肠炎命名，如病毒性肠炎（轮状病毒肠炎）、细菌性肠炎以及真菌等所致感染及一些原因不明的感染，都诊断为小儿肠炎。非感染性腹泻包括食饵性腹泻、症状性腹泻、过敏性腹泻等。

　　小儿腹泻好发于秋季。该病为轮状病毒感染所致（因显微镜下其外形酷似车轮而得名），也就是一种病毒性肠炎，约占秋冬季节小儿腹泻的 $70\%\sim80\%$，所以人们常称作秋季腹泻或轮状病毒性肠炎。

　　起病急，病初几乎每个孩子都有呕吐现象，常先于腹泻，持续 $2\sim3$ 天，同时多数病人在病初常伴有发热及感冒症状，随后的 $1\sim2$ 天便开始出现喷射状腹泻，大便具有"三多"特点，即量多、水多、次数多。性状多为水样或蛋花汤样，每日可有 $5\sim20$ 次不等，无脓血及腥臭味。

2. 治疗与用药原则

　　• 调整饮食，预防和纠正脱水，合理用药，加强护理，预防并发症。不同时期的腹泻治疗重点各有侧重，急性腹泻多注意维持水、电解质平衡及抗感染；迁延及慢性腹泻则应注意肠道菌群失调及饮食疗法。

　　• 蒙脱石散为小儿腹泻病的基础药物，各型腹泻均能使用。

　　• WHO 建议，对于急性腹泻患儿，应每日给予元素锌 20mg（>6 个月），疗程10～14 天，6 个月以下婴儿每日 10mg，可缩短病程。

　　• 对于迁延性和慢性腹泻治疗，可补充微量元素和维生素，有助于肠黏膜的修复。

　　• 肠道益生菌对慢性、迁延性腹泻等菌群失调者一般按常规用药使用。

　　• 控制感染原则：①水样便腹泻患者（约占 70%）多为病毒及非侵袭性细菌所致，一般不用抗生素，应合理使用液体疗法，选用微生态制剂及黏膜保护剂。②黏液、脓血便患者（约占 30%）多为侵袭性细菌感染，应根据临床特点，针对病原经验性选用抗菌药物，再根据大便细菌培养和药物实验结果进行调整。

3. 药物治疗

　　□ **电解质补充剂**
　　• 口服补液盐

- 葡萄糖电解质泡腾片（奥理停）
- 葡萄糖酸锌口服液
- □ **肠黏膜保护剂**
  - 蒙脱石散（必奇、思密达）
- □ **收敛剂**
  - 鞣酸蛋白酵母散（度来林）
- □ **微生态制剂**
  - 枯草杆菌二联活菌颗粒（妈咪爱）
  - 双歧杆菌二联活菌散（小培菲康）
- ●● **中成药**
  - □ **风寒泄型**
    - 小儿泻康贴膜
    - 丁桂儿脐贴
    - 小儿腹泻贴

原则： 温中健脾、散寒止泻。

适用人群： 大便稀烂、色淡有泡沫，便前便时有肠鸣、腹痛或伴有风寒感冒症状，苔薄白的风寒泄型患者。

- □ **湿热泄型**
  - 小儿功劳止泻颗粒
  - 小儿泻停颗粒
  - 小儿泻速停颗粒
  - 泻痢保童丸
  - 小儿利湿止泻颗粒

原则： 清热解毒、利湿止泻或清热燥湿、固肠止泻。

适用人群： 大便水样或如蛋花汤，泻下急迫、量多、气味臭，食纳差，口渴想喝水，烦躁，发热或不发热，小便黄少，苔黄腻的湿热泄型患者。

- □ **脾虚泄型**
  - 双苓止泻口服液
  - 健脾止泻宁颗粒
  - 小儿渗湿止泻散

原则： 健脾和胃、渗湿止泻。

适用人群： 大便稀薄，食后作泻，色淡不臭，时轻时重，面色萎黄，消瘦，乏力，舌淡、边有齿痕、苔白的脾虚泄型患者。

4.3 小儿急性上呼吸道感染、 感冒

1. 疾病概述

急性上呼吸道感染是小儿最常见的疾病，主要侵犯鼻、鼻咽和咽部。因此，常用"急性鼻咽炎"（感冒）、"急性咽炎"、"急性扁桃体炎"等诊断名词，也可统称为上呼吸道感染，简称"上感"。鼻咽感染常可出现并发症，涉及邻近器官如喉、气管、肺、口腔、鼻窦、中耳、眼以及颈淋巴结等。

局部症状：鼻塞、流涕、喷嚏、干咳、咽部不适和咽痛等，多于3～4天内自然痊愈。

全身症状：发热、烦躁不安、头痛、全身不适、乏力等。部分患者有食欲不振、呕吐、腹泻、腹痛等消化道症状。

婴幼儿起病急，全身症状为主，常有消化道症状局部症状较轻。多有发热，体温可高达39～40℃，热程2～3天至1周左右，起病1～2天内可因高热引起惊厥。

体征：体格检查可见咽部充血，扁桃体肿大。有时可见下颌和颈淋巴结肿大。肺部听诊一般正常。

病毒感染者外周血白细胞计数正常或偏低，中性粒细胞减少，淋巴细胞计数相对增高。

细菌感染者外周血白细胞可增高，中性粒细胞增高。

2. 治疗与用药原则

• 急性上呼吸道感染90%是由于病毒感染引起，处理以对症处理为主，在治疗过程中密切观察患儿病情变化。

• 小儿感冒不要急于退热。如轻度到中度发热可以采取物理降温，体温超过38.5℃以上则使用退烧药。

• 患儿年龄小、病情重或有细菌感染的征象，可选用合适的抗生素治疗。

3. 药物治疗

□ 退热药物
• 对乙酰氨基酚滴剂、混悬剂、口服液（泰诺林、百服宁）
• 布洛芬混悬液（美林）
• 对乙酰氨基酚栓（小儿退热栓）
□ 缓解感冒症状药物
• 小儿伪麻美酚滴剂（艾畅）
• 愈酚伪麻口服液（艾舒）
• 小儿氨酚黄那敏颗粒（小快克）

- 小儿感冒口服液
- 美敏伪麻溶液（小儿）（惠菲宁）
- 复方锌布颗粒剂（臣功再欣）
- 小儿氨酚烷胺颗粒（999、护彤、优卡丹）
  □ **抗病毒药物**
- 利巴韦林颗粒（新博林、同欣）
  □ **抗菌药物**
- 阿莫西林颗粒（阿莫仙）
- 阿奇霉素糖浆、干混悬剂（希舒美）
- 头孢呋辛酯分散片

◉◉ **中成药**
  □ **风寒感冒型**
- 风寒感冒颗粒
- 感冒清热颗粒
- 荆防颗粒

原则：解表发汗、疏风散寒。

适用人群：恶寒重、发热轻、无汗、鼻塞流涕、喷嚏、咳嗽的小儿风寒型患者。
  □ **风热感冒型**
- 小儿感冒颗粒
- 小儿热速清口服液
- 小儿感冒退热糖浆
- 小儿清热止咳口服液
- 小儿退热宁口服液
- 板蓝根颗粒剂

原则：清热解表。

适用人群：发热重、微恶寒、有汗或无汗，鼻塞流稠涕、咳嗽、咽红、口渴咽干，苔薄黄的小儿风热型患者。
  □ **暑湿感冒型**
- 金银花露
- 十滴水
- 仁丹
- 藿香正气口服液（适合于暑湿较重、肠道症状明显）

原则：清热、祛暑、解表。

适用人群：发热不退或身热不扬、汗出而热不解、头晕目眩、困倦、厌食不渴、恶心呕吐、大便溏薄、舌苔白腻的小儿暑湿感冒患者。

4. 注意事项

- 剂量不得过大，服用时间不应过久，最好按儿童体重或年龄计算服用剂量。

- 服药期间多饮开水，以利药物的吸收和排泄，减少药物对小儿身体的毒害。
- 3 岁以下小儿，肝、肾还未发育成熟，不要口服或注射扑热息痛。
- 小儿或其家庭成员有解热药过敏史者，不要用退热药。
- 退热药不要和碱性药同时服用，如碳酸氢钠片（小苏打片）、氨茶碱等，否则会降低退热的效果。禁止在服用对乙酰氨基酚退烧的同时服用红霉素，以免肝毒性增大。
- 中医认为感冒是感受风邪所致，分风寒感冒和风热感冒两类，辨证施治疗效可靠。
- 有些药物含有非那西丁、氨基比林、咖啡因等成分，这些成分对骨髓造血系统可产生抑制作用，影响小儿血细胞的生成和生长，导致白细胞减少及粒细胞缺乏，降低小儿的免疫力，有的可引起中毒性肝损坏。
- 不要使用 APC（复方阿司匹林），因为 APC 有兴奋作用，而婴幼儿的神经抑制机制尚未健全，高热时使用，易诱发惊厥，还会因大量出汗引起虚脱，甚至因血液中游离胆红素堆积而出现黄疸。同时这种药对消化系统和肝肾功能有损害，有的可引起瑞氏综合征，造成白细胞、血小板降低，尤其是 3 岁以下的幼儿，一般不主张用这种药。

4.4 急性支气管炎、咳嗽

1. 疾病概述

急性支气管炎或急性气管支气管炎在婴幼儿时期发病较多较重，常并发或继发于上下呼吸道感染，并为麻疹、百日咳、伤寒及其他急性传染病的一种临床表现。

发生支气管炎时，气管大多同时发炎，如果涉及毛细支气管，则其病理与症状均与肺炎相仿，发病可急可缓。大多先有上呼吸道感染症状，也可忽然出现频繁而较深的干咳，以后渐有支气管分泌物，婴幼儿不会咯痰，多经咽部吞下。症状轻者无明显病容，重者发热 38～39℃，偶达 40℃，多于 2～3 日即可退热。咳嗽一般延续 7～10 天，有时迁延 2～3 周，或反复发作。如不经适当治疗可引起肺炎，白细胞正常或稍低，升高者可能有继发细菌感染。

身体健壮的小儿少见并发症，但在营养不良、免疫功能低下、先天性呼吸道畸形、慢性鼻咽炎、佝偻病等小儿中，不但易患支气管炎，且易并发肺炎、中耳炎、喉炎及副鼻窦炎。

2. 治疗与用药原则

- 本病以病毒感染多见，多数为自限性。
- 以对症治疗为主，不宜常规使用抗感染药物。怀疑有细菌感染者则可用 β-内酰胺类抗生素。
- 极少数可由肺炎支原体、衣原体、百日咳引起，此时应给予大环内酯类抗生素治疗。
- 急慢性支气管炎引起的痰黏稠、咳痰困难等，宜选择氨溴索、乙酰半胱氨酸、愈创甘油醚、溴己新等祛痰药。
- 急性上呼吸道感染、支气管炎、咽喉炎等引起的咳嗽可选择右美沙芬、愈创甘油醚与其他镇咳平喘药合用或复方制剂。
- 对于呼吸道感染性疾病如急慢性支气管炎、肺炎等有频繁咳嗽和痰多者，可选择复方甘草合剂。
- 呼吸道感染引起的无痰干咳、繁咳或百日咳等剧烈咳嗽可选择喷托维林、澳特斯等复方镇咳药。

3. 药物治疗

□ 祛痰药
- 氨溴索口服液（沐舒坦）

- 愈酚溴新口服液（惠菲通）
- 氨溴克罗口服液（易坦静）
- 乙酰半胱氨酸颗粒
- 愈酚甲麻那敏糖浆（息可宁糖浆）
  - □ **镇咳药**
- 右美沙芬分散片
- 喷托维林氯化铵糖浆
  - □ **抗感染药物**
- 利巴韦林颗粒
- 阿奇霉素干混悬剂

●● **中成药**

□ **风寒咳嗽型**
- 通宣理肺丸

原则：解表散寒、宣肺止咳。

适用人群：咳嗽、痰稀色白、鼻塞流清涕或伴有恶寒、无汗，苔薄白，多数因风寒感冒所致的患者。

□ **风热咳嗽型**
- 小儿清热利肺口服液
- 小儿咳嗽宁糖浆
- 小儿止咳糖浆
- 小儿咳喘灵口服液
- 健儿清解液

原则：清热宣肺、止咳平喘。

适用人群：咳嗽，痰黄白黏稠，鼻塞流黄涕，或伴发热，咽喉肿痛，舌尖红，苔薄黄，多数因感冒风热所引起的患者。

□ **痰热咳嗽型**
- 小儿化痰止咳冲剂
- 小儿止嗽糖浆
- 小儿咳喘灵颗粒
- 橘红丸
- 儿童咳液
- 小儿宣肺止咳颗粒
- 小儿清肺化痰颗粒
- 小儿肺热咳喘口服液、颗粒

原则：清肺化痰、止咳。

适用人群：咳嗽，痰黄白而稠，咳吐不爽，咳嗽时面赤唇红，或伴有发热口渴，舌质红，苔黄腻，咽喉痛，多数因肺有痰热外感风热引起的患者。

□ **痰湿咳嗽型**

• 解肌宁嗽丸

原则：宣肺化痰，止咳。

适用人群：咳嗽，痰多色白如泡沫，咳时喉有痰声，或呼吸气粗，苔白腻。多因痰湿内存，外受风寒所致的患者。

□ **肺虚咳嗽型**

• 补中益气丸

• 百合固金丸

原则：补中益气，养阴润肺，化痰止咳。

适用人群：多为咳嗽日久，或肺气素虚，感受外邪，咳声无力，痰白清稀，面色淡白，体弱多汗，舌淡，脉无力的患者。

4.5 百日咳

1. 疾病概述

百日咳是小儿常见的急性呼吸道传染病，百日咳杆菌是本病的致病菌。其特征为阵发性痉挛性咳嗽，咳嗽末伴有特殊的吸气吼声，病程较长，可达数周甚至 3 个月左右，故有百日咳之称。幼婴患本病时易有窒息、肺炎、脑病等并发症，病死率高。近年来幼婴及成人发病有增多趋势。

本病遍及世界各地，一般呈散发状，在儿童集体机构中可发生流行。全年均可发病，以冬春季节为多，可延至春末夏初，甚至高峰在 6、7、8 三个月份。

百日咳开始时，症状与上感差不多，有发热、流涕、咳嗽。4～5 天后，发热、流涕逐步好转。但咳嗽加重，由单声干咳逐渐变为阵阵剧咳。阵咳时，咳声连续无间歇，由几声到十几声不等，患儿常常咳得面红耳赤，喘不过气来，阵咳末了，因喉头痉挛，接着的是鸡叫一样的吸气回声。咳嗽后小儿活动如常，但不久阵咳又出现。咳嗽以夜间为重，白天较轻。如果治疗不当，可并发肺炎、脑病等。

2. 治疗与用药原则

• 有百日咳接触史或典型阵发性痉咳患儿，其血象白细胞总数增高 2 万～3 万、淋巴细胞明显增加 60%～80%，百日咳临床诊断成立，应立即进行抗感染治疗。

• 抗感染治疗宜早，在痉咳前期使用。如在痉咳期使用，不能缩短临床过程，只能缩短排菌期及预防继发感染。

• 抗感染治疗首选红霉素，对红霉素不能耐受者，可选用琥乙红霉素和依托红霉素以及阿奇霉素。

• 不能耐受大环内酯类抗生素不良反应或过敏者，可选用复方磺胺甲噁唑或氨苄西林。

• 痉咳后期不需要用抗感染药物，对症治疗即可。

3. 药物治疗

●● 抗感染药物

• 琥乙红霉素
• 依托红霉素
• 阿奇霉素颗粒
• 复方磺胺甲噁唑
• 氨苄西林胶囊

● 4.6 急性感染性喉炎

1. 疾病概述

急性感染性喉炎是指喉部黏膜急性弥漫性炎症,以犬吠样咳嗽、声嘶、喉鸣、吸气性呼吸困难为临床特征。冬春季节多发,且多见于婴幼儿。

由病毒或细菌感染引起,亦可并发于麻疹、百日咳和流感等急性传染病。起病急、症状重。可有发热、犬吠样咳嗽、声嘶、吸气性喉鸣。严重时可出现发绀、烦躁不安、面色苍白、心率加快。咽部充血,可见喉部、声带有不同程度的充血、水肿。一般白天症状轻,夜间入睡后加重。

2. 治疗与用药原则

- 保持呼吸道通畅,可用吸入型糖皮质激素如丁地去炎松溶液雾化吸入,促进黏膜水肿消退。
- 对症治疗,可以给予适当吸氧,痰多者可选用祛痰剂。
- 控制感染,必要时静脉给予足量抗生素,一般给予青霉素、大环内酯类或头孢菌素等。
- 如有喉头水肿,可给予糖皮传激素,缓解喉梗阻。病情较轻者可口服泼尼松。

3. 药物选择

◎◎ **抗炎药物**
- 泼尼松片

◎◎ **抗感染药物**
- 阿奇霉素
- 头孢克肟

◎◎ **祛痰药物**
- 氨溴索口服液(沐舒坦)
- 愈酚溴新口服液(惠菲通)

4.7 小儿急性扁桃腺炎

1. 疾病概述

　　小儿急性扁桃腺炎是扁桃体的急性非特异性炎症，常继发于上呼吸道感染，并伴有不同程度的咽黏膜和其他淋巴组织的急性炎症，是一种常见的咽部疾病。乙型溶血性链球菌为主要致病菌。

　　其症状一般为起病急，可有畏寒、高热、头痛、食欲下降、疲劳无力、周身不适等。患儿可因高热而引起抽搐、呕吐，局部剧烈咽痛为主要症状，常放射到耳部、多伴有吞咽困难。

　　严重者可出现下颌角淋巴结肿大，转头受限。炎症波及咽鼓管时则出现耳闷、耳鸣、耳痛甚至听力下降。

2. 治疗与用药原则

- 急性扁桃腺炎伴发热的患儿常用解热镇痛药对症治疗。
- 对于化脓患儿则需要用青霉素类、头孢菌素类、大环内酯类抗生素进行抗感染治疗。
- 同时，采取局部杀菌消毒的治疗，口含地喹氯铵含片、饭后睡前含嗽复方硼砂溶液（注：应按儿童能否使用而定）。

3. 药物选择

□ 解热镇痛药类
- 对乙酰氨基酚混悬剂、栓剂
- 布洛芬混悬剂

□ 抗感染药物
- 阿莫西林颗粒
- 头孢克洛颗粒
- 头孢克肟颗粒
- 头孢呋辛酯颗粒
- 阿奇霉素颗粒、糖浆

□ 局部用药
- 地喹氯铵含片
- 复方硼砂漱口溶液

4.8 小儿肺炎

1. 疾病概述

肺炎是由不同病原体或其他因素引起的肺部炎症，临床表现为发热、咳嗽、气促、发绀、呼吸困难及肺部固定中细湿啰音。

按肺炎获得的环境可分成两类：一类是社区获得性肺炎；另一类是医院获得性肺炎。社区获得性肺炎是指在医院外患的感染性肺实质炎症。

临床诊断依据：

- 新近出现的咳嗽、咳痰，或原有呼吸道疾病症状加重，并出现脓性痰，伴有或不伴有胸痛。
- 发热。
- 肺实变体征和实性啰音。
- 白细胞计数高于1万或小于4000。
- 胸片检查显示片状、斑片状浸润性阴影或间质性改变，伴有或不伴有胸腔积液。

常见病原体：肺炎链球菌、流感嗜血杆菌、卡他莫拉菌和非典型病原体。

2. 治疗与用药原则

- 尽早开始使用抗感染药物治疗，遵循早期、足量、联合、足疗程的原则。
- 应选用能覆盖肺炎链球菌、流感嗜血杆菌的药物，需要时加用对肺炎支原体、肺炎衣原体、军团菌属等细胞内病原体有效的药物。
- 对于不需住院，无基础疾病的患者，应选择青霉素、氨苄西林加大环内酯类抗生素，也可选用第一代头孢菌素和大环内酯类药物。
- 对于不需住院，有基础疾病的患者，应选择第一代、第二代头孢菌素和大环内酯类药物，还可选择氨苄西林舒巴坦或阿莫西林克拉维酸钾加大环内酯类药物。
- 疗程一般在2～3周时间。病症重的话，需要去医院输液治疗。

3. 药物治疗

- 阿莫西林颗粒
- 阿奇霉素糖浆、干混剂
- 头孢克洛颗粒
- 头孢克肟颗粒

4.9 急性化脓性中耳炎

1. 疾病概述

细菌进入鼓室引起化脓感染，称为急性化脓性中耳炎，多继发于上呼吸道感染，可能部分病例初起为病毒感染，而后细菌侵入。

小儿常见病因为上下呼吸道感染，仰卧位喂奶或逆奶时奶液或呕吐物经咽鼓管流入中耳。多见于冬春季节，有血液病、营养不良、变态反应及心肺病、肾炎、糖尿病患者易于诱发。致病菌主要为溶血型链球菌、流感嗜血杆菌和肺炎链球菌等。常见症状有耳痛、鼓室积脓或鼓膜穿孔流脓、不同程度听力减退等。

从感染到鼓膜穿孔流脓，一般需 5～7 天，个别细菌毒性较强，2～3 日即破溃流脓。

据统计，5～16 岁学龄儿童发病率高达 3％，5 岁以下者高达 5％～10％，有时可反复发作多次。

2. 治疗与用药原则

- 通畅咽鼓管，预防中耳内产生负压和渗出物。
- 及时足量抗感染药物控制感染，务求彻底治愈。

3. 药物治疗

☐ **鼻用减充血药**
- 麻黄碱滴鼻液

☐ **滴耳液**
- 酚甘油滴耳液
- 过氧化氢溶液
- 氧氟沙星滴耳液
- 洛美沙星滴耳液

☐ **抗感染药物**
- 阿莫西林颗粒、干混剂
- 头孢克洛颗粒
- 头孢呋辛酯颗粒
- 头孢克肟颗粒
- 阿奇霉素颗粒

● 4.10 小儿湿疹

1. 疾病概述

湿疹是由多种内外因素引起的一种具有多型性皮损和易有渗出倾向的皮肤炎症。婴儿湿疹是发生在婴儿头面部的一种急性或亚急性湿疹，皮疹为红斑、丘疹、丘疱疹或水疱，表面有糜烂、渗液或黄色痂屑。

皮损好发于面区、头皮、颈、臀区及四肢屈侧，尤其多见于面颊和额区，自觉瘙痒剧烈。

2. 用药原则

- 一般原则：详细询问病史，进行必要的检查，尽可能找出病因加以去除。
- 内服药物治疗：抗炎、止痒，同时可用抗组胺药、维生素C、镇静药物等，一般不宜使用糖皮质激素。
- 外用药物治疗：急性期渗出多者用3％硼酸溶液湿敷、无渗出者可用炉甘石洗剂或糖皮质激素乳膏；亚急性和慢性期选择糖皮质激素乳膏、软膏；湿疹并发感染可用糖皮质激素和抗生素混合制剂，如复方曲安奈德霜（复方康纳乐霜、皮康霜）、派瑞松，必要时选择抗生素全身使用。

3. 药物治疗

□ 抗过敏药物

- 氯苯那敏（扑尔敏）
- 酮替芬
- 赛庚啶
- 非那根
- 氯雷他定（开瑞坦糖浆、克敏能）
- 西替利嗪（仙特敏、赞特赞）

□ 外用药物

- 3％硼酸溶液
- 炉甘石洗剂
- 糠酸莫米松乳膏（艾洛松）
- 17-丁酸氢化可的松霜（尤卓尔）
- 复方曲安奈德霜
- 曲安奈德益康唑乳膏（派瑞松）

4.11　蛔虫病

1. 疾病概述

　　蛔虫病为蛔虫寄生于人体，是儿童时期最常见的肠道寄生虫病。农村多于城市。蛔虫寄生于人体小肠，儿童由于食入感染期虫卵而感染。蛔虫病除可影响儿童食欲、肠道功能和生长发育外，还可引起胆道蛔虫病、肠梗阻、蛔虫性阑尾炎、肠穿孔等并发症，甚至危及生命。

2. 治疗与用药原则

- 首选甲苯达唑或阿苯达唑。
- 胆道蛔虫病选用枸橼酸哌嗪。
- 解痉使用阿托品、颠茄酊、东莨菪碱或维生素 K_1。
- 若并发感染应尽早使用在肝胆中浓度高的抗生素，如氨苄西林、哌拉西林、红霉素等。

3. 药物治疗

- 甲苯达唑（安乐士）
- 阿苯达唑（肠虫清）
- 枸橼酸哌嗪（驱蛔灵）

4. 注意事项

- 2 岁以下儿童禁用甲苯达唑和阿苯达唑。

● 4.12　尿布疹

1. 疾病概述

尿布疹是发生在裹尿布部位的一种皮肤炎性病变，也称为婴儿红臀。表现为臀部与尿布接触区域的皮肤发红、发肿，甚至出现溃烂、溃疡及感染，稍有轻微的外力或摩擦，便会引起损伤。

尿布疹是兜尿布所造成的，但不是兜尿布的小儿都发生尿布疹，由于尿液中含有尿酸盐，粪便中含有吲哚等多种刺激性物质，兜尿布后，这些物质持续刺激皮肤，加上新生儿皮肤娇嫩，就发生了红臀。

尿布疹的治疗以勤换尿布，保持会阴处皮肤的清洁干净最重要。所以一定要注意清洁护理。

2. 治疗与用药原则

- 保持皮肤干燥清洁，减少皮肤刺激。
- 防止细菌、真菌滋生感染。
- 促进皮肤修复。
- 如确认为念珠菌感染，则需局部使用抗真菌软膏，如联苯苄唑乳膏。
- 如为葡萄球菌感染，则需使用抗生素治疗，如莫匹罗星软膏（百多邦）

3. 药物治疗

□ **外用药物**
- 10%氧化锌饮膏
- 炉甘石洗剂
- 婴康宁喜：外搽，每日 2～3 次，或遵医嘱。
- 护臀霜：每日擦药三次。
- 鞣酸软膏：每日 2～3 次，或遵医嘱。

第5章
妇科疾病用药 ▶▶▶

● 5.1 乳腺增生

1. 疾病概述

乳腺增生是女性最常见的乳房疾病，其发病率占乳腺疾病的首位。近些年来该病发病率呈逐年上升的趋势，年龄也越来越低龄化。乳腺增生症是正常乳腺小叶生理性增生与复原不全，乳腺正常结构出现紊乱，属于病理性增生，它是既非炎症又非肿瘤的一类病。多发于 30～50 岁女性，发病高峰为 35～40 岁。

目前，多认为与内分泌失调及精神、环境等因素有关。

中医则把乳腺增生症称为乳癖。乳癖是以乳房有形状不一的肿块，疼痛与月经周期相关为主要表现的乳腺组织的良性增生性疾病。乳房疼痛常于月经前数天出现或加重，行经后疼痛明显减轻或消失；疼痛亦可随情绪变化、劳累、天气变化而波动。这种与月经周期及情绪变化有关的疼痛是乳腺增生病临床表现的主要特点。乳房肿块可发于单侧或双侧乳房内，表现为大小不一的片状、结节状、条索状等，其中以片状为多见。边界不明显，质地中等或稍硬，与周围组织无粘连，常有触痛。大部分乳房肿块也有随月经周期而变化的特点，月经前肿块增大变硬，月经来潮后肿块缩小变软。

2. 治疗与用药原则

• 目前治疗上基本为对症治疗。部分病人发病后数月至 1～2 年后常可自行缓解，多不需治疗。乳腺增生有很多类型，生理性的乳腺增生，如单纯性乳腺增生症，不需特殊处理，可自行消退。

• 临床上常用的药物多数是中成药，具有活血化瘀、疏肝理气、软坚散结、调补气血等作用。此外，尚有激素疗法，有人采用雄激素治疗本病，但这种治疗有可能加剧人体激素间失衡，不宜常规应用。

3. 药物治疗

◉◉ 中成药

  □ **肝郁痰凝型**

- 逍遥丸＋参苓白术颗粒
- 逍遥丸＋香砂六君丸
- 逍遥丸＋小金丸

  原则：疏肝解郁，化痰散结。

  适用人群：乳房肿块随喜怒消长，伴有胸闷胁胀，善郁易怒，失眠多梦，心烦口苦，苔薄黄，脉弦滑的青壮年妇女患者。

  □ **冲任失调型**

- 四物合剂（或颗粒）＋二仙膏（或颗粒）
- 乳增宁

  原则：调摄冲任。

  适用人群：乳房肿块月经前加重，经后缓减。伴有腰酸乏力，神疲倦怠，月经失调，量少色淡或闭经，舌淡，苔白，脉沉细的中年妇女患者。

  □ **肝气郁结型**

- 加味逍遥丸
- 越鞠丸
- 柴胡舒肝颗粒
- 乳宁颗粒

  原则：疏肝理气，行气散结。

  适用人群：乳房肿块较小，发展缓慢，不红不热，不觉疼痛，推之可移，伴胸闷叹息，舌质正常，苔薄白，脉弦的患者。

  □ **血瘀痰凝型**

- 乳康片
- 乳核散结片
- 乳宁颗粒
- 乳癖消片
- 乳块消片

  原则：活血化瘀，化痰散结。

  适用人群：乳房肿块较大，坚硬木实，重坠不适，伴胸闷牵痛，烦闷急躁，或月经不调、痛经等，舌质暗红，苔薄腻，脉弦滑或弦细的患者。

5.2 急性乳腺炎

1. 疾病概述

　　急性乳腺炎大多是由金黄色葡萄球菌引起的急性化脓性感染。临床表现主要有乳房胀痛、畏寒、发热，局部红、肿、热、痛，触及硬块，白细胞升高。大多数有乳头损伤、皲裂或积乳病史。本病常发生于产后1～2个月的哺乳期妇女，尤其是初产妇。病菌一般从乳头破口或皲裂处侵入，也可直接侵入引起感染。

　　临床表现为患侧乳房肿胀、疼痛或畏寒发热，有局部红、肿、热痛，触及痛性硬块，脓肿形成后可有波动感，此外，同侧腋窝淋巴结肿大，压痛。血常规检查白细胞总数和中性粒细胞明显升高。

2. 治疗与用药原则

- 注意休息，清洁乳头，吸出乳汁，托起乳房，严重时暂停喂奶，需要局部湿热敷、理疗。
- 早期炎症局限者以肌注青霉素、链霉素及局部物理治疗为主。可以口服清热解毒中成药辅助治疗。
- 炎症明显时，应去医院就诊，进行全身抗生素输液治疗。

3. 药物治疗

- □ **抗感染药物**
- 阿莫西林克拉维酸钾分散片
- 头孢克洛片
- □ **中成药**
- 复方南板蓝根颗粒
- 活血消炎丸
- 连蒲双清片
- 活血解毒丸
- □ **外用药物**
- 伤疖膏

● 5.3 痛经

1. 疾病概述

痛经是指经期前后或行经期间，出现下腹部痉挛性疼痛、腰酸、下腹坠胀并有全身不适，严重影响日常生活者。分原发性和继发性两种。经过详细妇科临床检查未能发现盆腔器官有明显异常者，称原发性痛经，也称功能性痛经。继发性痛经则指生殖器官有明显病变者，如子宫内膜异位症、盆腔炎、肿瘤等。

临床表现：初潮后 6～12 个月出现，行经第一天最剧烈，除阵发性腹痛外，可伴有恶心、呕吐、腹泻、冷汗、面色发白、晕厥等。

中医认为，月经病与肾功能、脾、肝、气血、子宫等都相关，而且痛经有寒热虚实之分，可以痛感来分类。喝热饮痛感减弱属寒，痛感加剧属热，喜按喜揉者属虚，越按越痛者属热。痛经者平时应忌食生冷和酸辣食物，以清淡易消化为佳。

2. 治疗与用药原则

- 西医强调，镇痛、镇静以及前列腺素抑制进行治疗，见效快，但不良反应多、疗效无法持久。
- 一般治疗：平日注意生活规律，劳逸结合，适当营养及充足睡眠。加强经期卫生，避免剧烈运动、过度劳累和防止受寒。
- 抑制排卵：如病人愿意控制生育，则口服避孕片（复方炔诺酮片或复方甲地孕酮片）为治疗原发性痛经的首选药物。
- 前列腺素合成抑制剂：服用布洛芬，该类药物能抑制前列腺素合成，使子宫张力和收缩性下降，达到治疗痛经的目的。
- 中医强调，整体治疗观念、辨证施治，止痛速度不及西药，需要一段时间。

3. 药物治疗

□ **镇痛药**
- 布洛芬缓释胶囊（芬必得）、片、栓
- 酮替芬栓
- 萘普生肠溶微丸胶囊

●● **中成药**
□ **气滞血瘀型**
- 益母草膏、颗粒
- 元胡止痛颗粒、滴丸

- 妇科得生丸
- 痛经灵颗粒
- 香附丸

原则： 疏肝理气、化淤止痛。

适用人群： 经前或行经期间出现小腹胀痛、乳头触痛、心烦易怒、经量少或行经不畅等体征的气滞血淤型患者。

□ **气血双虚型**

- 乌鸡白凤丸
- 妇康片
- 四物合剂
- 当归丸

原则： 益气补血、止痛。

适用人群： 经期小腹绵绵作痛、月经量少、色淡质薄、神疲乏力、面色蜡黄、食欲不佳、大便溏泻等体征的气血虚弱型患者。

□ **阳虚内寒型**

- 艾附暖宫丸
- 痛经丸
- 红糖姜汤

注：对寒性痛经非常有效。红糖具有补血、散淤、暖肝、祛寒等功效，生姜有补中散寒、缓解痛经的功效。二药合用，能补气养血，温经活血。

原则： 温经散寒、养血止痛。

适用人群： 经期或经后小腹冷痛、月经色淡量少，伴有腰酸腿软、手足不温、小便清长等体征的阳虚内寒型患者。

5.4 月经不调

1. 疾病概述

月经不调是妇科常见病之一，是指月经的周期、经量、经色、经期、质以及持续的时间发生异常，或伴随月经周期所出现的症状为特征的一组妇科疾病。常见的月经不调包括月经先期、月经后期、月经先后无定期、经期延长、月经过多、月经过少等月经周期或出血量的异常，或是月经前、经期时的腹痛及全身症状。其痛经、情绪波动的情况也很多，女性长期熬夜或者失眠会改变身体原有的生物钟，从而引发机体生命节律发生紊乱。

月经不调是妇科的常见病、多发病，而且征型多，除上述外，还有经间出血、功能性子宫出血（中医称崩漏）、经前期紧张综合征等，都直接或间接与月经有关。

2. 治疗与用药原则

- 根据中医辨证施治原则，合理选择药物对症用药。
- 对于气血双虚型患者，可采取气血双补的方法治疗。
- 对于血寒型患者，则采取温经散寒的方法治疗。
- 对于实热型患者，需要用清热凉血、调经止血的方法治疗。
- 对于虚热型患者，则用清热滋阴、调经止血的方法治疗。
- 对于气滞血淤型患者，需要用活血化瘀、理气止痛的方法治疗。
- 对于脾肾虚型患者，则采用补肾调经的方法治疗。

3. 药物治疗

□ **气血双虚证型**

- 补中益气丸
- 十全大补丸
- 乌鸡白凤丸
- 八珍益母丸
- 八宝坤顺丸
- 定坤丹
- 女金丸
- 当归调经丸
- 当归红枣颗粒
- 当归丸
- 妇康宝口服液

- 阿归养血颗粒
- 四物合剂

原则：气血双补，补气养血、活血。

适用人群：月经周期提前或错后，经量增多或减少，经期延长、色淡、质稀；或少腹疼痛，或头晕眼花，或神疲肢倦，面色苍白或萎黄，舌质淡红，脉细弱体征的气血两虚型患者。

□ **血寒证型**
- 艾附暖宫丸
- 田七痛经散
- 益母草膏
- 金匮温经丸

原则：温经散寒、活血调经。

适用人群：经期延后，量少，色黯有血块；小腹冷痛，得热减轻，畏寒肢冷；苔白，脉沉紧体征的血寒型患者。

□ **血实热证型**
- 清经颗粒
- 止血片
- 调经止带丸
- 加味逍遥丸
- 风轮止血片
- 四红丹

原则：清热凉血、调经止血。

适用人群：月经先期，量多，色深红或紫，质稠黏，有血块；伴心胸烦躁，面红口干，小便短黄，大便燥结，舌质红，苔黄，脉弦数等体征的实热型患者。

□ **血虚热证型**
- 清经颗粒
- 固经丸
- 珍母口服液
- 安坤颗粒
- 丹贞颗粒

原则：清热滋阴、调经止血。

适用人群：经来先期，经期延长，量多，色红，质稠；或伴两颧潮红，手足心热；舌红，苔少，脉细数体征的虚热型患者。

□ **气滞血瘀证型**
- 逍遥丸
- 七制香附丸
- 慈航丸
- 少腹逐瘀丸

- 月月舒冲剂
- 失笑散
- 当归浸膏片
- 妇科得生丸
- 调经补血丸

原则：活血化淤、理气止痛。

适用人群：月经先后无定，经量或多或少，色紫红，有块，经行不畅，或伴小腹疼痛拒按，或有胸胁、乳房、少腹胀痛，脘闷不舒，舌质紫黯或有淤点，苔薄白或薄黄，脉弦或涩体征的气滞血淤型患者。

□ **脾肾虚证型**
- 嫦娥加丽丸
- 鹿胎膏
- 湿消丸

原则：滋阴补肾，健脾益胃，利湿消肿。

适用人群：月经周期先后无定，量少，色淡红或黯红，质薄；行经浮肿，腰膝酸软，足跟痛，头晕耳鸣，或小腹冷，或夜尿多；舌淡苔白，脉沉弱或沉迟体征的脾肾虚型患者。

5.5 更年期综合征

1. 疾病概述

更年期综合征是指妇女从生育年龄过渡到老年阶段（大约45~55岁），因卵巢功能减退给机体带来的一系列改变。主要症状是由于植物神经功能失调引起的心血管症状、精神症状及新陈代谢障碍，如高血压、面色潮红、眩晕、耳鸣、眼花、失眠、记忆力减退、焦虑、抑郁、神经过敏、易激动、情绪不稳、关节肌肉疼痛、月经紊乱等。

2. 治疗与用药原则

（1）在治疗上应采用补充女性激素替代疗法，其原则为小剂量，雌激素加孕激素，长期服用。

• 雌-孕激素周期疗法：为规范的替代治疗。结合雌激素0.625mg/天×25天（或相当于该剂量的其他雌激素）于第16~25天辅加分泌化剂量孕激素共10天。3~6周期为1个疗程。凡有周期性测血者，应继续辅加孕激素。若连续3个周期无测血者，可停用孕激素。

• 单纯雌激素周期疗法：即以替代剂量雌激素每月服用25天。仅限于已行子宫切除而更年期症状明显者。未行子宫切除而孕酮测血阴性者，虽也可试用单纯雌激素疗法，但每隔2~3月必行孕酮测血1次。凡测血阳性者，应改为雌-孕激素周期疗法。若连续3次孕酮测血阴性者，可继续单纯雌激素周期疗法，但原则上不超过3~6周期。半水合雌二醇贴片（松奇贴）。

（2）中医将更年期综合征归结为肾精亏虚、肺气不固，采用单味中药与中成药。

3. 药物治疗

●● 化学药物

• 替勃龙片（7-甲异炔诺酮）（利维爱）
• 第一代：结合雌激素片（倍美力）
• 第二代：共轭雌激素/甲羟孕酮片（倍美盈）
• 第三代：妇复春胶囊

●● 中成药

□ 肾阴虚证型

• 更年舒片
• 坤宝丸
• 六味地黄丸

- 静心口服液

原则： 滋补肝肾、养阴补血。

适用人群： 头昏耳鸣、腰酸腿痛、烘热汗出、五心烦热、失眠多梦、口燥咽干、皮肤瘙痒、月经周期紊乱、量少或多、月经色红、舌红苔少的肾阴虚型患者。

□ **肾阳虚证型**
- 更年片
- 妇宁康片
- 黄丹胶囊
- 更辰胶囊

原则： 补肾助阳、调理冲任。

适用人群： 头昏耳鸣、腰痛、小腹发凉、四肢不温、尿频或尿失禁、带下量多、月经不调、量多或量少、色淡质少、精神萎靡、面色发暗、舌淡苔白的肾阳虚型患者。

5.6 细菌性阴道炎

1. 疾病概述

细菌性阴道炎也称细菌性阴道病，细菌性阴道炎是阴道内正常菌群失调所致的一种混合感染，是阴道内有大量的细菌、伴有阴道分泌物性质改变的一组症候群。

本病是妇女的常见病、多发病，多发生在性活跃期妇女。多为育龄妇女，起病缓慢，自觉症状不明显，主要表现为白带增多。检查阴道分泌物有如下特点：白带为灰色或灰绿色，均质，如面糊样黏稠度，可有许多气泡。有烂鱼样恶臭。妇女月经后或性交后恶臭加重，性伴侣生殖器上也可发出同样的恶臭味。少数合并滴虫或念珠菌感染者可出现外阴瘙痒、阴道烧灼感或性交疼痛等。占外阴阴道感染的 30%～50%；无症状患者细菌性阴道病的发病率为 23%；妊娠女性细菌性阴道病发病率 6%～32%，而临床及病理特征无炎症改变。

2. 治疗与用药原则

- 对无症状细菌性阴道炎患者无须常规治疗。
- 无须常规治疗患者的性伴侣，但对反复发作或难治性细菌性阴道炎患者的性伴侣应予治疗。
- 口服药物治疗：甲硝唑片，每次 0.4g，每天 2 次，连续 7 日，或克林霉素一次 0.3g，一日 2 次，连续 7 日。
- 局部药物治疗：甲硝唑阴道栓，200mg，每天一次，治疗 7～14 日。2% 克林霉素软膏阴道用药，一次 5g，每晚一次，治疗 7 天。

3. 药物治疗

□ **口服药物**
- 甲硝唑片

□ **外用药物**
- 甲硝唑阴道栓
- 克林霉素膏

● 5.7 滴虫性阴道炎

1. 疾病概述

滴虫性阴道炎是感染了阴道毛滴虫后引起的一种阴道炎症，是最常见的阴道炎症之一，发病是由于感染的阴道毛滴虫消耗了阴道内的糖原，破坏了阴道的自净防御机能，继发细菌感染所致。临床上以白带增多、质稀有泡沫、秽臭、阴道瘙痒为主要表现。

直接传染：经性交传播；间接传染：经公共浴池、浴盆、游泳池、厕所、衣物、器械及敷料等途径传播。

对于滴虫，任何人都有可能被感染，而那些阴道酸碱度有改变或免疫力低下的人群则更易于感染。因此，常在月经期前后、妊娠期或产后等阴道 pH 改变时，引起炎症发作。

2. 治疗与用药原则

• 首选抗厌氧菌类药如甲硝唑，轻症以局部用药为主，合并泌尿道感染则需全身用药。采用弱酸性液清洗外阴、阴道，以提高用药疗效。

• 主要是抗滴虫治疗，局部用药，给予甲硝唑阴道栓或泡腾片，每晚给药一次，10天为一个疗程。

• 初次治疗首选甲硝唑，一次 0.4g，一日 2 次，连续 7 日；或甲硝唑 2g，单次口服。次选替硝唑 2g，单次口服；或替硝唑一次 0.5g，一日 2 次，连续 7 日。

3. 药物治疗

□ **口服药物**
• 甲硝唑片
• 替硝唑片

□ **外用药物**
• 复方莪术油栓
• 甲硝唑（栓剂、泡腾剂）
• 替硝唑栓剂

5.8 念珠菌阴道炎

1. 疾病概述

念珠菌阴道炎是一种常见的阴道炎，习称霉菌阴道炎，发病率仅次于滴虫阴道炎。由念珠菌中的白色念珠菌感染所致。多见于幼女、孕妇、糖尿病患者，以及绝经后曾用较大剂量雌激素治疗的患者。

主要表现为外阴瘙痒、灼痛，严重时坐卧不宁，异常痛苦，还可伴有尿频、尿痛及性交痛。急性期白带增多，白带特征是白色稠厚呈凝乳或豆渣样。

2. 治疗与用药原则

• 消除诱因，若有糖尿病，给予积极治疗；及时停用广谱抗生素、雌激素。勤换内裤，用过的内裤、盆及毛巾均应用开水烫洗。

• 主要是抗真菌感染治疗，局部使用制霉菌素栓剂或片剂、阴道泡腾片，咪康唑栓剂、保妇康栓剂等每晚 1 次，每次 1 粒或 1 片，塞入阴道深部，连用 7 日。

• 在一年内复发感染 2 次以上时可全身用药，口服氟康唑片、伊曲康唑胶囊等，饭时服，连服 5 天。

• 局部改变酸碱度，提高疗效，可用 2%～4% 碳酸氢钠液冲洗阴道，造成不利于念珠菌生存的条件。

3. 药物治疗

□ 外用药物
• 制霉菌素栓剂、泡腾片（米可定）
• 硝酸咪康唑栓剂、霜剂（达克宁）
• 保妇康栓剂（碧凯）
• 复方莪术油栓剂（康妇特）
• 克霉唑阴道片、栓剂（凯妮汀）
• 联苯苄唑（霉克）

适用人群：一般感染或首次感染者。

□ 口服药物
• 氟康唑片

- 伊曲康唑片
- 特比萘芬片

适用人群：重复感染和重度感染者。

□ **外用冲洗**
- 柏洁洗剂（回音必）
- 保妇康洗剂（碧凯）
- 洁尔阴洗剂（恩威）

5.9 老年性阴道炎

1. 疾病概述

老年性阴道炎又名萎缩性阴道炎，是一种非特异性阴道炎。多发生在绝经期后的妇女，但是，双侧卵巢切除后或哺乳期妇女也可出现。主要原因是卵巢功能衰退，体内雌激素水平低落或缺乏，阴道上皮细胞糖原减少，阴道内 pH 值呈碱性，杀灭病原菌能力降低。同时，由于阴道黏膜萎缩，血运不足，使阴道抵抗力降低，便于细菌侵入繁殖引起炎症病变。另外，个人卫生习惯不良，营养缺乏，尤其是 B 族维生素缺乏，可能与发病有关。

主要症状为白带增多，呈黄水样或脓性，有臭味，感染严重时，可出现点滴阴道流血，并有下坠痛及阴道灼热感。如累及前庭及尿道口周围黏膜，常出现尿频、尿痛。

2. 治疗与用药原则

- 治疗原则为补充小量雌激素，增加阴道抵抗力及抑制细菌生长。
- 雌激素局部或全身用药：一般经上述局部治疗即可奏效，对炎症较重者可辅以雌激素治疗。己烯雌酚 0.125～0.25mg，每晚放入阴道一次，7 日为一个疗程。
- 1%乳酸或 0.5%醋酸液阴道冲洗，冲洗后局部用药，甲硝唑或诺氟沙星每次 1 片，放入阴道深部，7～10 日为一个疗程。
- 老年性阴道炎其症状表现为阴道分泌物增多，外阴瘙痒、灼热，因此在中医学中归属为"带下"、"阴痒"的范畴。由于许多中草药具有清热解毒、杀虫止痒的作用，因此用于治疗老年性阴道炎既能解除外阴瘙痒，又能抗炎杀菌，一举两得，疗效很好。

3. 药物治疗

- 己烯雌酚
- 倍美力
- 甲硝唑
- 诺氟沙星
- 治带片
- 保妇康栓（碧凯）
- 复方莪术油栓（康妇特）
- 洁尔阴洗液

第6章
皮肤疾病用药 ▶▶▶

皮肤疾病包括三大类别：①感染性皮肤病；②变态反应或免疫相关性皮肤病；③自身免疫性疾病。感染性皮肤病，包括病毒性、细菌性、真菌感染等，性传播疾病属于感染性皮肤病；变态反应或免疫相关性皮肤病，包括皮炎、湿疹、特应性皮炎、银屑病、扁平苔藓、血管炎等；自身免疫性疾病，包括天疱疮、大疱性类天疱疮等获得性大疱性皮肤病及红斑狼疮、皮肌炎、硬皮病等结缔组织病。

理想的治疗是去除病因，例如脓疱疮、丹毒等感染性皮肤病，使用敏感的抗菌药后可很快治愈；手足癣、体癣、股癣等浅表真菌感染以抗真菌药物外用为主；变态反应或免疫相关性皮肤病，有明确原因的如接触性皮炎，只要不再接触致敏物，加以适当处置，皮疹可以逐渐消退。但这一类中的许多病，如皮炎湿疹、银屑病、白癜风等，发病与免疫异常相关，确切病因却不清楚，只能针对发病机制中免疫或炎症的某些环节进行治疗或仅仅做对症治疗。

皮肤病的药物治疗，可分为系统用药及局部用药两大类。此外，还有物理治疗包括光疗、水疗、药浴、激光、冷冻等，以及放射治疗、手术治疗、辅助治疗等。系统用药如抗菌药、抗组胺药、免疫抑制剂、糖皮质激素类等。外用药是皮肤病的一个主要治疗手段。根据皮肤病的病因、皮损特点，选择外用药物及其剂型是达到成功治疗的关键。

● 6.1 头癣

1. 疾病概述

头癣是由真菌引起的头皮和头发感染，为慢性真菌感染性疾病。可分为黄癣、白癣、黑点癣和脓癣。常在儿童和青少年中传播。

2. 治疗与用药原则

- 头癣局部应用外用抗真菌药和抗菌药。

- 严重者可口服抗真菌药。
- 采用综合治疗方针，剪发、洗发、搽药、服药消毒等。

3. 药物治疗

□ **外用药物**
- 5％硫磺香皂或 2％酮康唑洗剂洗头，每日一次。
- 2.5％碘酊和 10％硫磺软膏交替搽涂，每日各一次，持续 4～6 周。
- 1％联苯苄唑溶液（或霜剂），1％特比萘芬霜，或莫匹罗星软膏。

□ **口服药物**
- 灰黄霉素（护维辛）：儿童 15～20mg/（kg·天），分 3 次口服，成人 0.6～0.8g/天，1 次或分 2 次口服，疗程 21 天。
- 伊曲康唑（斯皮仁诺）：儿童按 5mg/（kg·天），疗程 6 周。
- 特比萘芬（兰美抒）：儿童体重＜20kg 者 62.5mg/天，20～40kg 者 125mg/天，＞40kg 者 250mg/天，疗程 6 周。

注意事项：肝功能不良患者慎用，灰黄霉素和伊曲康唑为脂溶性，多吃油脂食物可以促进药物吸收。

6.2　体癣、股癣

1. 疾病概述

体癣是除头皮、毛发、掌、甲板、阴股部以外的光滑皮肤上的真菌感染。

股癣是发生于腹股沟、会阴、肛周和臀部皮肤的真菌感染。

体癣初发为针头到绿豆大小的丘疹、水疱和丘疱疹，从中心向外发展。患者瘙痒明显，搔抓后引起局部湿疹样改变，易继发细菌感染。一般夏秋季初发或症状加重，冬季减轻或静止，愈后留下色素沉着。

股癣在男性的患病率明显高于女性，发病与温暖潮湿、肥胖或局部潮湿多汗有关。

2. 治疗与用药原则

- 局部应用抗真菌药。
- 对体癣范围较广、炎症明显、外用药疗效不佳或有免疫功能缺陷患者，可同时服用伊曲康唑、特比萘芬、氟康唑或酮康唑。
- 在体癣、股癣尚未根治前，禁用肾上腺皮质激素，如曲安奈德（去炎松）乳膏、氟轻松乳膏，以免加重病变。
- 在外用期间，对患部皮肤尽量不洗烫、少用或不用肥皂，少洗澡。

3. 药物治疗

□ **外用药物**
- 复方苯甲酸酊
- 复方联苯苄唑溶液
- 复方间苯二酚搽剂
- 10％冰醋酸溶液
- 硝酸咪康唑乳膏（达克宁）
- 特比萘芬乳膏（兰美舒）
- 联苯苄唑乳膏（孚琪、美克）
- 环吡酮胺软膏（环利）

□ **口服药物**
- 灰黄霉素
- 伊曲康唑
- 特比萘芬
- 氟康唑

6.3 手癣、足癣（脚气）

1. 疾病概述

手癣指发于手部的皮肤真菌病，足癣指发于足部的皮肤真菌病。以手足部皮肤水疱脱皮、糜烂、皲裂为特征。好发于春夏季节。属中医"鹅掌风""脚湿气"的范畴。

易发人群：

- 多汗者
- 妊娠期内分泌失调者
- 肥胖者
- 足部皮肤损伤
- 糖尿病患者
- 长期使用抗生素、激素、免疫抑制剂患者

手癣发病常为单侧，足癣常为双侧。皮损可为丘疹、丘疱疹、水疱、糜烂、浸渍、肥厚、鳞屑、角化等。

2. 治疗与用药原则

- 首选局部治疗，外涂抗真菌药
- 治疗手、足癣，尤其是角化皲裂❶型足癣，推荐口服抗真菌药。
- 对水疱型足癣最好应用外用抗真菌药，效果较好。
- 对糜烂型足癣不宜采取口服抗真菌药治疗。
- 局部可用 1:5000 高锰酸钾、稀释 10 倍的聚维酮碘溶液浸泡 20 分钟。
- 对足底多汗、有恶臭者，可先用聚维酮碘溶液浸泡，然后外用抗真菌药。

3. 药物治疗

外用药物
□ 水疱型足癣代表药物
- 复方苯甲酸酊
- 十一烯酸软膏
- 10％冰醋酸溶液（浸泡用）
- 特比萘芬霜剂、乳膏

---

❶ 皮肤因寒冷或干燥而破裂。

- 咪康唑霜剂
- 环吡酮胺乳膏

适用人群：水疱型足癣患者。

治疗处置：
- 外搽复方苯甲酸酊、十一烯酸软膏。
- 用10%冰醋酸溶液浸泡，再用特比萘芬、咪康唑霜剂等涂擦。每日1～2次，连续2～4周。

□ **糜烂型脚癣代表药物**
- 0.1%依沙丫啶溶液
- 3%硼酸溶液
- 5%水杨酸粉
- 达克宁散剂
- 5%～10%硫磺粉剂
- 复方水杨酸酊
- 复方土槿皮酊
- 10%水杨酸软膏

适用人群：（间擦型）糜烂型脚癣患者。

治疗处置：
- 先尽量保持创面干燥，避免用水和肥皂洗，可用0.1%依沙丫啶或3%硼酸溶液浸泡，再涂敷硫磺粉。
- 无明显糜烂时，可局部涂敷复方水杨酸酊或复方土槿皮酊，每日3～4次，连续15天。
- 渗出不明显时，可用10%水杨酸软膏按常规包扎，每2天换药1次，连续用药3～4次。

□ **鳞屑型和角化型足癣代表药物**
- 复方苯甲酸软膏
- 克霉唑软膏
- 咪康唑霜剂
- 10%水杨酸软膏
- 特比萘芬霜剂

适用人群：鳞屑型和角化型足癣患者。

治疗处置：
- 先用软膏或霜剂涂擦，每日1～2次，连续2～4周。
- 或用包扎治疗，每2天换药一次，连续3～4次。

□ **手癣代表药物**
- 复方苯甲酸搽剂
- 克霉唑乳膏
- 咪康唑霜剂、乳膏

- 复方十一烯酸软膏
- 特比萘芬霜剂、乳膏
- 联苯苄唑乳膏（孚琪）
- 环吡酮胺软膏（环利）

适用人群： 手癣患者。

治疗处置：

- 可以 2 种剂型交替使用，每日 1～2 次，连续 2～4 周。
- 手癣治疗的最佳办法是采用药物封包治疗，睡前 10％水杨酸软膏、复方苯甲酸软膏、20％尿素乳膏（任选一种）涂敷于手上，按摩 5 分钟，用塑料薄膜和 3 层纱布包好，每隔 1～2 天换药 1 次，连续 1～2 周。

◉◉ 口服药物

单纯外用用药效果不佳时，还可口服抗真菌药。

- 伊曲康唑胶囊
- 特比萘芬片
- 氟康唑分散片

● 6.4 灰指甲

1. 疾病概述

　　甲癣又称灰指（趾）甲，是由真菌侵犯指甲板而产生的病变，又称甲真菌病。甲癣的病程较长，以成人多见，好发年龄在 25 岁以上。甲癣有原发性和继发性两种，当患有头、手、足癣者用手搔抓头发或接触病变部位时，真菌趁机侵入甲板。初期症状表现为：病甲色灰白或污黄成为堆积的大量碎屑，过度角质化，灰指甲容易断裂。

2. 治疗与用药原则

　　• 应同时治疗伴发癣病，刮除病甲再外用抗真菌制剂，手术拔除病甲或采取浸泡病甲于药物溶液中，再外用抗真菌制剂，必要时内服系统抗真菌药治疗。

　　• 单个或损害数量较少者，可选用尿素霜包封软化拔甲或手术拔甲后，局部外用抗真菌制剂治疗，泛发性损害者，可内服斯皮仁诺或特比萘芬治疗。

3. 药物治疗

□ **外用药物**
- 30％冰醋酸溶液
- 3％～5％碘酊
- 环吡酮乳膏（环利）
- 阿莫罗芬乳膏
- 特比萘芬乳膏
- 复方酮康唑霜

□ **口服药物**
- 氟康唑（大扶康）
- 伊曲康唑（斯皮仁诺）
- 特比萘芬

6.5 脓疱疮

1. 疾病概述

脓疱疮俗称"黄水疮"，是一种主要由金黄色葡萄球菌和乙型溶血性链球菌所引起的急性化脓性炎症疾病。以浅在性脓疱、脓痂、自觉瘙痒为特征，多见于儿童，好发于夏秋季节，接触传染，蔓延迅速。发病部位主要在颜面、四肢等暴露部位。一般无全身症状，皮损广泛而严重者可有发热、畏寒及全身不适等症状。

2. 治疗与用药原则

- 脓疱疮局部治疗原则为清洁、消炎、杀菌、干燥、收敛。首选抗菌药物，如莫匹罗星软膏或鱼石脂软膏等。还可用龙胆紫液，一日用药两次。
- 局部用药前，可用 0.02%高锰酸钾溶液清洗患部。
- 皮损泛发，全身症状明显者，应及时使用抗生素治疗。可选择金黄色葡萄球菌敏感的头孢类抗生素，也可选用其他二代或三代头孢类抗生素。

3. 药物治疗

□ **外用药物**

- 莫匹罗星软膏
- 复方新霉素软膏
- 红霉素软膏
- 鱼石脂软膏
- 龙胆紫液
- 10%硫磺炉甘石洗剂
- 白降汞软膏

6.6 毛囊炎、疖和痈

1. 疾病概述

毛囊炎、疖和痈是一组由细菌感染毛囊及其周围组织所致的炎症疾病。
- 毛囊炎是指葡萄球菌侵入毛囊部位所发生的化脓性炎症。多发于多毛部位，如头皮、会阴、腋部等处。
- 疖为毛囊和毛囊深部及周围组织的急性化脓性感染。以局部红肿疼痛，突起根浅，直径在3cm左右，脓出即愈为特征。多发于炎热季节，发生于毛囊和皮脂腺分布丰富的部位，如颈、头、面部、背部、腋部、腹股沟部及会阴部和小腿等处。
- 痈系多个相邻毛囊的深部感染或由数个疖肿相互融合形成的皮肤深层脓皮病。致病菌主要为金黄色葡萄球菌。以局部红肿疼痛显著，初起即有多个粟粒样脓头，溃后状如蜂窝，易向深部及周围扩散为特征。多见于老年人，好发于皮下组织致密部位。

2. 治疗与用药原则

- 多发毛囊炎应及早使用抗生素。
- 对慢性反复发作病例，应寻找有无糖尿病、贫血等全身疾病。
- 局部治疗以杀菌、清洁为原则，可配合紫外线、远红外线、超短波等治疗。
- 早期炎症可用50%硫酸镁溶液湿敷患部或外用鱼石脂软膏。其他常用药物有莫匹罗星软膏、2.5%碘酊。
- 晚期疖肿和痈应做切开引流。
- 可选用耐青霉素酶的青霉素、头孢类、大环内酯类或喹诺酮类抗生素。

3. 药物治疗

◉◉ **外用药物**
- 50%硫酸镁溶液
- 2.5%碘酊
- 20%鱼石脂软膏
- 莫匹罗星软膏

◉◉ **口服药物**
- □ **抗感染药物**
- 阿莫西林分散片
- 头孢克洛胶囊

6.6

毛囊炎、疖和痈

- 头孢呋辛酯片
- 头孢羟氨苄
- 复方新诺明
- 罗红霉素分散片
- 阿奇霉素分散片

6.7 脓肿

1. 疾病概述

脓肿是急性感染过程中，组织、器官或体腔内，因病变组织坏死、液化而出现的局限性脓液积聚，四周有一完整的脓壁。常见的致病菌为金黄色葡萄球菌。脓肿可原发于急性化脓性感染，或由远处原发感染源的致病菌经血流、淋巴管转移而来。

浅表脓肿略高出体表，表现为红、肿、热、痛及波动感。小脓肿，位置深、腔壁厚时，波动感可不明显。深部脓肿一般无波动感，但脓肿表面组织常有水肿和明显的局部压痛，伴有全身中毒症状。

2. 治疗与用药原则

- 及时切开引流，切口应选在波动明显处并与皮纹平行，切口应够长，并选择低位，以利引流。深部脓肿，应先行穿刺定位，然后逐层切开。
- 术后及时更换敷料。
- 全身应选用抗菌消炎药物治疗。伤口长期不愈者，应查明原因。
- 浅表，经切开引流后可选用肌注或静滴应用青霉素类抗生素。
- 深部伴有全身中毒症状者，可选用广谱高效头孢类抗生素。

3. 药物治疗

- 阿莫西林颗粒
- 阿莫西林克拉维酸钾分散片
- 头孢拉定分散片
- 头孢羟氨苄分散片（欧意）
- 头孢呋辛酯（西力欣）

● 6.8 甲沟炎

1. 疾病概述

甲沟炎是指甲周围软组织的化脓感染，是细菌通过甲旁皮肤的微创破损袭至皮下并生长繁殖引起。在手指，多由于刺伤、撕剥肉刺或修剪指甲过深等损伤引起。在足趾，多因嵌甲或鞋子过紧引起，大多发生在拇指。

开始时，指甲一侧的皮下组织发生红、肿、痛，有的可自行消退，有的却迅速化脓。脓液自甲沟一侧蔓延到甲根部的皮下及对侧甲沟，形成半环形脓肿。甲沟炎多无全身症状，如不切开引流，脓肿可向甲下蔓延，成为指甲下脓肿，在指甲下可见到黄白色脓液，使该部位指甲与甲床分离。多见于青少年或妇女。

2. 治疗与用药原则

● 急性甲沟炎应尽快采取有效治疗措施，防止出现甲床损伤。早期可用热敷、理疗，外敷鱼石脂软膏或三黄散等，应用碘胺药或抗生素。

● 脓液形成后，则需于甲沟处纵形切开引流。环形脓肿时于双侧甲沟分别切口并翻起甲根皮肤引流。甲下脓肿或慢性甲沟炎时可行拔甲术。

● 可选择抗菌谱能覆盖需氧菌和厌氧菌的广谱抗菌药物治疗，如阿莫西林/克拉维酸，若48小时症状未见改善，应采取外科治疗。

● 对于反复出现急性加重的患者，可采取皮损内或系统应用糖皮质激素联合系统抗菌药物治疗1周。

● 慢性甲沟炎根据需要给予抗真菌药物（首选唑类药物）或抗菌药物治疗，治疗需持续至炎症消退、甲小皮重建并黏附在甲板上，常需3个月以上。

● 局部治疗：外用唑类抗真菌药物或外用克拉霉素溶液，合并抗炎治疗，如外用中效或强效糖皮质激素类药膏。药物诱发的假性化脓性肉芽肿性甲沟炎可每日外用2％莫匹罗星/丙酸氯倍他索软膏。

3. 药物治疗

□ **外用药物**
● 2％莫匹罗星软膏
● 红霉素软膏
● 金霉素软膏
● 丙酸氯倍他索软膏

口服药物

- 阿莫西林克拉维酸钾片
- 克拉霉素片
- 氟康唑（大扶康）
- 伊曲康唑（斯皮仁诺）

6.9 单纯疱疹

1. 疾病概述

单纯疱疹是由单纯疱疹病毒感染所致的病毒性皮肤病。皮疹以群集性小水疱为特征，好发于皮肤黏膜交界处，如口周、唇缘、眼睑、鼻腔、生殖器等处。自觉有灼热及痒感。本病有自限性，病程 1～2 周，但可复发。

2. 治疗与用药原则

- 缩短病程，防止感染和并发症，防止复发。
- 局部治疗可用 3% 阿昔洛韦软膏，1% 喷昔洛韦乳膏等。
- 系统用抗病毒药物以核苷类疗效突出，可用阿昔洛韦一次 0.2g，一日 5 次，疗程 7～10 天，频繁复发者，可用阿昔洛韦一次 0.4g 或泛昔洛韦一次 0.25g，一日 2 次，用至一年以上。
- 疱疹性口炎、眼炎，除选用上述方法外，尚应注意局部清洁杀菌。如用 0.1% 苯扎溴铵溶液漱口、0.1% 阿昔洛韦滴眼液等。

3. 药物治疗

□ 外用药物
- 2% 甲紫溶液
- 0.5% 新霉素软膏
- 2%～5% 阿昔洛韦乳膏
- 2% 酞丁胺乳膏、搽剂
- 0.1% 碘苷溶液

□ 口服药物
- 阿昔洛韦
- 更昔洛韦（丽科伟、赛美维）
- 伐昔洛韦胶囊（明竹欣、维德思）
- 泛昔洛韦
- 银黄口服液
- 板蓝根颗粒

● 6.10 带状疱疹

1. 疾病概述

带状疱疹系由水痘-带状疱疹病毒感染引起的一种以沿周围神经单侧分布的簇集性水疱及伴神经痛为特征的皮肤病。好发于春秋季节，成人多见。中医称为"火带疮"、"蛇串疮"、"缠腰火丹"、"蜘蛛疮"。患处皮肤灼热、刺痛，老年人尤甚，常持续至皮损完全消失后。皮损沿一侧周围神经所属皮肤分布出现，依次排列成带状。病程2~3周，一般愈后不复发。

2. 治疗与用药原则

- 治疗以抗病毒、消炎、止痛，局部治疗以干燥、消炎为主，对症治疗和防止继发感染为原则。
- 可外搽硫磺炉甘石洗剂，或阿昔洛韦软膏、喷昔洛韦乳膏。
- 全身抗病毒药物阿昔洛韦静滴或口服，泛昔洛韦、伐昔洛韦（万乃洛韦）疗效亦佳，疗程7~10天。
- 疼痛明显者可内服去痛片、散利痛、布洛芬等。
- 神经营养剂用维生素 B_1、维生素 B_{12} 等。
- 皮损泛发严重者应加强支持疗法，防止并发细菌感染。

3. 药物治疗

☐ **外用药物**
- 硫磺炉甘石洗剂
- 阿昔洛韦软膏
- 喷昔洛韦乳膏
- 酞丁安软膏

☐ **口服药物**
- 散列通、散利痛
- 酚加片
- 布洛芬缓释胶囊
- 维生素 B_1 片
- 更昔洛韦胶囊
- 强的松片

6.11 疣

1. 疾病概述

疣是由人类乳头瘤病毒（HPV）感染引起的表皮赘生物。临床有寻常疣、扁平疣、跖疣及尖锐湿疣等。寻常疣以乳头状角质隆起、无自觉症状为特征，而扁平疣则以质硬扁平丘疹为特征。多见于青少年和儿童。

2. 治疗与用药原则

- 治疗应根据患者皮损的部位、数目、大小等选用相应的方法。
- 局部治疗：数目少的可选用电灼、冷冻、激光、刮除等治疗。
- 数目多的可选用外用药物。
- 对数目多或久治不愈者还可选用全身用药，如聚肌胞注射液、干扰素等肌内注射，口服左旋咪唑等。
- 尖锐湿疣及生殖器疱疹的治疗请参阅性传播疾病。

3. 药物治疗

☐ **外用药物**
- 0.05%～0.1%维 A 酸软膏
- 5%氟尿嘧啶软膏
- 3%酞丁安霜
- 10%水杨酸软膏

☐ **口服药物**
- 左旋咪唑

● 6.12　日晒伤

1. 疾病概述

　　晒斑或日光性皮炎，是由于强烈日光照射后，暴晒处皮肤发生了急性光毒性反应，皮肤接受了超过耐受量的紫外线引起。春夏季多见，妇女及浅肤色人群易发病。自觉灼热瘙痒、疼痛，严重者伴全身症状。

2. 治疗与用药原则

- 治疗以局部外用药物为主，以消炎、安抚、止痛为原则。
- 一般可外用炉甘石洗剂和糖皮质激素霜，严重者可用 3％硼酸水或冰牛奶湿敷。
- 有全身症状者可口服抗组胺药、维生素 C、非甾体抗炎药。

3. 药物治疗

□ **外用药物**
- 炉甘石洗剂
- 维生素 E 霜
- 氟轻松维 B_6 乳膏（维肤膏）
- 10％氧化锌霜
- 3％硼酸溶液
- 2.5％吲哚美辛（消炎痛）溶液

6.13 痱子

1. 疾病概述

痱子亦称粟粒疹，为夏季或炎热环境下常见的一种表浅性、炎症性皮肤病。在高温闷热环境下，大量的汗液不易蒸发，使角质层浸肿胀，导致汗管变窄或阻塞，汗管内汗液滞留，汗液外渗周围组织而发病。以小水疱、丘疹、丘疱疹为特征。好发于夏季，属中医"痱疮"范畴。

2. 治疗与用药原则

- 以清凉、收敛、止痒为原则，可用1％薄荷炉甘石洗剂和痱子粉。
- 脓痱可外用2％鱼石脂炉甘石洗剂、黄连扑粉。
- 瘙痒明显可口服抗组胺药，脓痱感染严重时可口服抗生素，也可服用清热、解毒、利湿的中药（如金银花）。

3. 药物治疗

□ **外用药物**
- 痱子粉
- 1％薄荷炉甘石洗剂
- 三黄洗剂

□ **口服药物**
- 氯雷他定（开瑞坦）
- 西替利嗪（仙特敏）

● 6.14 冻伤

1. 疾病概述

　　冻疮是一种与寒冷相关的末梢部位局限性、瘀血性、炎症性皮肤病。由于长时间暴露于寒冷的环境中，皮肤血管痉挛收缩，导致组织缺氧引起细胞损伤；久之血管麻痹扩张引起静脉淤血、毛细血管扩张、渗透性增加，血浆渗入组织间隙而引起本病。以冬季发病，气候转暖后自愈，易复发为特征。儿童、妇女或末梢血液循环不良者易发病。皮损主要在四肢手指及暴露部位。自觉瘙痒明显，受热后加剧，溃后疼痛。

2. 治疗与用药原则

- 以消炎、消肿、促进循环为原则。
- 未破溃皮损可外用维生素 E 软膏和冻疮膏等，已破溃皮损可用抗生素软膏。
- 可口服烟酸等扩血管药物。

3. 药物治疗

□ **外用药物**
- 维生素 E 软膏
- 冻疮膏
- 海豹油冻疮膏
- 莫匹罗星软膏（百多邦）

□ **口服药物**
- 烟酸
- 烟酸肌醇酯
- 维生素 E 胶丸

6.15 鸡眼与胼胝

1. 疾病概述

- 鸡眼和胼胝均系长期压迫和摩擦诱发的角质层增厚。
- 鸡眼为嵌入皮内的圆锥形角质栓，一般自针头到黄豆大或更大，表面光滑与皮面平或稍隆起，呈淡黄或深黄色，半透明。鸡眼有软硬之分。硬鸡眼好发于足底以及小趾外侧，软鸡眼多发生于相邻两趾之间的一趾，由于潮湿而被浸软，因而变为灰白色，且有恶臭。鸡眼好发于成人，女性多见。
- 胼胝为一局限性的角质板，呈蜡黄、黄白或黄褐色，扁平或微隆起，质硬，光滑、半透明，中厚边薄，境界不明显，表面皮纹清晰可见，局部汗液分泌减少，感觉迟钝。发病较缓，多无自觉症状。由于胼胝是对长期机械性摩擦的一种保护性反应，一般无需治疗。

2. 治疗与用药原则

- 鸡眼治疗的方法甚多，常用各种腐蚀的药物，如水杨酸或鲜半夏、鸦胆子仁等中药贴敷，还可外用鸡眼膏、50％水杨酸软膏。
- 胼胝一般无需治疗。如能去除病因，多能渐愈。较大有症状时，可用热水浸泡后用刀片削去一部分过厚的角质，外涂角质剥脱剂，如硫磺水杨酸软膏、30％水杨酸火棉胶、0.3％维甲酸软膏等。还可应用中药万灵丹外敷治疗。

3. 药物治疗

□ **外用药物**
- 鸡眼膏
- 50％水杨酸软膏
- 0.3％维甲酸软膏
- 硫磺水杨酸软膏
- 30％水杨酸火棉胶
- 40％尿素软膏
- 万灵丹

● 6.16 瘙痒症

1. 疾病概述

瘙痒症是一种仅有皮肤瘙痒而无原发性皮损的皮肤病。分为全身性瘙痒症和局限性瘙痒症。

全身性瘙痒症最常见的因素是皮肤干燥，其他如神经精神因素、系统性疾病、妊娠、气候改变、生活习惯、衣物等引起的。其临床表现为痒无定处，瘙痒程度不尽相同，常为阵发性，夜间为重。

局限性瘙痒表现为局部阵发性剧痒，好发于女阴、阴囊、肛周、小腿和头皮部位。

2. 治疗与用药原则

- 对症用药，缓解瘙痒。
- 可用止痒剂（炉甘石洗剂，含薄荷、樟脑的乙醇制剂或霜剂）及表面麻醉剂。
- 皮肤干燥者外用润肤剂（如维生素 E 霜，硅霜）。
- 严重者可口服抗组胺药、镇静安眠药及维生素 C 等。

3. 药物治疗

□ **外用药物**
- 复方苯海拉明克罗米通酊
- 炉甘石洗剂
- 维生素 E 霜
- 除湿止痒软膏
- 肤舒止痒膏
- 冰黄肤乐软膏
- 氟轻松维 B_6 乳膏（维肤膏）
- 曲咪新乳膏（皮康霜）

□ **口服药物**
- 氯苯那敏（扑尔敏）
- 湿毒清片（胶囊）
- 润燥止痒胶囊
- 乌蛇止痒丸

6.17 慢性单纯性苔藓（神经性皮炎）

1. 疾病概述

慢性单纯性苔藓是一种以阵发性剧痒、皮肤苔藓样变为特征的多种原因引起的慢性神经功能障碍性皮肤病。其病因可能与神经精神因素、胃肠道功能障碍、内分泌失调、局部刺激等内外因素有关。

中青年多见，好发于颈项、上眼睑等处，也常发生于肘部、腰骶、腕、踝、小腿、外耳、会阴的扁平丘疹，呈苔藓样变，淡红、褐黄色或正常肤色，表面可有不易刮除的鳞屑，有抓痕、痂及色素沉着。

神经性皮炎初期仅有患部间歇性瘙痒，夜间尤甚，病程缓慢，反复发作常数年不愈，愈后易复发。

2. 治疗与用药原则

- 放松心情、均衡饮食、适当运动。
- 选用各种含糖皮质激素药物（如氟羟氢化泼尼松、醋酸氟轻松、地塞米松）的乳剂、软膏、涂膜剂及气雾剂等外用。
- 选用各种焦油类药物配成 5%～20% 的乳剂、酊剂、糊膏或软膏外用。
- 可口服抗组胺药物，配合应用谷维素、复合 B 族维生素等。
- 如不能控制，还可在睡前加用镇静安眠药。

3. 药物治疗

● ● 外用药物
- 丁酸氢化可的松乳膏（尤卓尔）
- 复方醋酸地塞米松乳膏（999 皮炎平）
- 哈西奈德溶液（乐肤液）
- 复方曲安奈德乳膏（康纳乐）
- 复方醋酸氟轻松酊（皮炎宁酊）
- 醋酸氟轻松乳膏
- 黑豆馏油软膏

● ● 口服药物
　□ 抗组胺药
- 氯雷他定（开瑞坦）

- 西替利嗪（仙特敏）
- 左旋西替利嗪（迪皿）
- □ **维生素**
- 多维元素（善存、21 金维他、金施尔康）
- 复合 B 族维生素
- 谷维素

6.18 黄褐斑

1. 疾病概述

黄褐斑为多见于中青年女性面部的色素沉着性皮肤病。黄褐斑的出现多数与内分泌有关，尤其是与女性的雌激素水平有关，紫外线照射、化妆品、月经不调、妊娠、服避孕药或肝功能不好以及慢性肾病等都可能出现黄褐斑。孕妇常常在妊娠3个月以后出现黄褐斑，多数人在分娩后，月经恢复正常时逐渐消退。

皮损为淡褐色或黄褐色斑，边界较清，形状不规则，对称分布于眼眶附近、额部、眉弓、鼻部、两颊、唇及口周等处，受紫外线照射后颜色加深，常在春夏季加重，秋冬季则减轻。无自觉症状。病程不定，可持续数月或数年。

2. 治疗与用药原则

- 调理身体、放松心情、均衡饮食。
- 在春夏季节外出时应在面部外用遮光剂如5％二氧化钛霜、1％维生素E霜。
- 超氧化物歧化酶（SOD）霜也是不错的选择。
- 口服维生素C、维生素E。
- 还可服用六味地黄丸、逍遥散或桃红四物汤。

3. 药物治疗

☐ **外用药物**
- 维生素E霜
- 5％二氧化钛霜

☐ **口服药物**
- 维生素C
- 六味地黄丸
- 逍遥散

● 6.19 雀斑

1. 疾病概述

雀斑是常见于日晒部位皮肤上的黄褐色色素小斑点。大多数是后天发生的，也有部分患者是先天发生的，但均与遗传因素有密切的关系。有些人在外界一些因素的作用下（如日晒、皮肤干燥等），便会发生雀斑。多见于 5 岁左右儿童，女性居多。最好发的部位是双颊部和鼻梁部，也可泛发至整个面部甚至颈部，还可见于肩及背部。

2. 治疗与用药原则

- 应避免日晒，外出时应外用遮光剂。局部腐蚀、皮损化学剥脱疗法均可使雀斑剥脱。
- 局部不宜滥用外用药物，以免伤害面容。
- 可口服维生素 C 和维生素 E 片。
- 常用中成药或方剂：六味地黄丸、玉容丸、玉容散、陀僧粉、知柏地黄丸、益母草液、雀卵百斑膏、犀角升麻汤。

3. 药物治疗

□ **外用药物**
- 氢醌乳膏
- 润肌皮肤膏
- 10％氯化氨汞（白降汞）软膏
- 二氧化钛霜

□ **口服药物**
- 维生素 C
- 维生素 E
- 六味地黄丸

6.20 白癜风

1. 疾病概述

白癜风是一种常见多发的色素性皮肤病，该病以局部或泛发性色素脱失形成白斑为特征，其是一种获得性局限性或泛发性皮肤色素脱失症。白癜风是后天性因皮肤色素脱失而发生的局限性白色斑片。

本病男女均可发生，从初生婴儿到年迈老人皆可发病。一半左右的病人在 20 岁以前出现症状。15～30 岁为发病高峰。全身各部位均可发生，常见于指背、腕、前臂、颜面、颈项及生殖器周围等。女性外阴部亦可发生，青年妇女居多。大多数病人无任何自觉不适感，极少数病人初发时局部可有轻度瘙痒不适感，病情发展扩大后，不再出现症状。

2. 治疗与用药原则

- 目前尚无特效疗法，易复发，疗程一般较长。
- 临床上口服、外用或局部注射糖皮质激素，对白癜风均有一定疗效。

3. 药物治疗

☐ **外用药物**
- 30％补骨脂酊
- 甲氧沙林溶液
- 复方白芷酊
- 盐酸氮芥酊
- 敏白灵溶液

☐ **口服药物**
- 白蚀丸
- 白癜风胶囊

6.21 接触性皮炎

1. 疾病概述

接触性皮炎是皮肤黏膜由于接触外界物质，如化纤衣着、化妆品、药物等而发生的炎性反应。其临床特点为在接触部位发生边缘鲜明的损害，轻者为水肿性红斑，较重者有丘疹、水疱甚至大疱，更严重者则可有表皮松解，甚至坏死。自觉剧烈瘙痒，有时有灼热及疼痛，全身症状轻微。有自限性，去除病因后 1～2 周可痊愈，不接触致敏物一般不再复发。

2. 治疗与用药原则

• 首先寻找致敏原因，尽量避免再接触该过敏物。当接触致敏物质或毒性物质后，立即用大量清水冲洗，病程中避免搔抓，不能用肥皂，更不能用热水烫洗和自用刺激性药物。

• 在有红斑、水疱、糜烂情况下用生理盐水和庆大霉素或 3% 硼酸溶液湿敷；当皮炎至亚急性阶段，则可用乳剂和糊剂。

• 严重时还需使用内服药，以止痒、脱敏为主，一般内服抗组胺药物、维生素 C，静脉注射 10% 葡萄糖酸钙溶液。对严重的患者可找专科医生，短期应用皮质类固醇口服或静脉注射。有并发感染者则加用抗生素类药物。

3. 药物治疗

◉◉ 口服药物
    □ 抗过敏药物
      • 氯苯那敏
      • 赛庚啶
      • 氯雷他定（开瑞坦）
    □ 抗炎激素
      • 泼尼松
      • 地塞米松
◉◉ 外用药物
    • 炉甘石洗剂
    • 3% 硼酸溶液
    • 肾上腺皮质激素乳膏
    • 1：8000 高锰酸钾溶液

6.22 湿疹

1. 疾病概述

湿疹是一种常见的过敏性炎症性皮肤病。以皮疹多样性，对称分布、剧烈瘙痒、反复发作、易演变成慢性为特征。可发生于任何年龄、任何部位、任何季节，但常在冬季复发或加剧。湿疹临床症状变化多端，但根据发病过程中皮损表现不同，可将本病分为急性、亚急性和慢性三种类型。

2. 治疗与用药原则

- 去除病因，避免各种外界刺激，即避免过敏源。
- 全身治疗以抗组胺类药物为主，糖皮质激素只适用于重症泛发性湿疹用药无效时，治疗以小剂量至中剂量为宜，如可口服泼尼松。如治疗急性、亚急性湿疹则需要静脉推注10％葡萄糖钙、硫代硫酸钠等。
- 维生素类，选择针对性强的维生素 B_2 和维生素 B_6。
- 局部治疗可根据不同的皮损选择不同剂型和药物。皮损渗出明显可用3％硼酸溶液湿敷，感染局部及全身加用维生素治疗。
- 外治可以选择纯中药百肤乐湿克，清热解毒、祛风止痒、修复皮损等效果显著。
- 湿疹并发感染时，可配合应用抗生素制剂，如莫匹多星（百多邦）软膏及1％红霉素软膏等。

3. 药物治疗

☐ **口服药物**
- 维生素 C
- 葡萄糖酸钙口服液
- 氯苯那敏
- 赛庚啶
- 氯雷他定（开瑞坦）
- 西替利嗪（仙特敏）

☐ **外用药物**
- 3％硼酸溶液
- 氧化锌乳膏
- 黑豆油软膏
- 曲安奈德益康唑乳膏（派瑞松）
- 氢化可的松（尤卓尔）
- 冰黄肤乐软膏

6.23 荨麻疹

1. 疾病概述

荨麻疹是一种比较常见的皮肤过敏性疾病。它主要表现为皮肤突发瘙痒，随即出现一片一片鲜红色或苍白色的风团，且来去如风，来时迅速发满全身，去时也快，数小时后即可消退，但旧的风团刚消去，新的风团又出现了，此起彼伏，一天反复多次。数月不愈的荨麻疹，就会转为慢性。约有 15%～20% 的人一生中至少发生过一次，且可以发生于任何年龄。自觉瘙痒剧烈，部分患者可累及胃肠道引起黏膜水肿，出现腹痛、腹泻，累及喉头黏膜，则有气急、胸闷、呼吸困难甚至窒息。

2. 治疗与用药原则

- 治疗原则为抗过敏和对症治疗，但首先争取去除病因。
- 内服抗组胺药物，有全身症状者可使用皮质类固醇激素，或对症治疗。
- 有感染者可采用抗生素治疗。
- 急性荨麻疹：常选用 1～2 种抗组胺类药物，加上维生素 C 及钙剂。儿童多用氯雷他定糖浆，有全身症状的给予对症治疗，严重者可使用皮质激素。
- 慢性荨麻疹：以抗组胺药为主，可选用 2～3 种抗组胺类药物联合或交替使用，病情控制后渐减量至停，也可试用封闭疗法、自血疗法、针刺疗法、氧气疗法、组织疗法。
- 特殊类型的荨麻疹：皮肤划痕症可用酮替芬；日光性荨麻疹可加用氯奎；胆碱能性荨麻疹可加用西替利嗪、酮替芬、普鲁本辛；寒冷性荨麻疹可首先采用赛庚啶和酮替芬，也可用冷脱敏治疗。
- 外用止痒剂，夏季可选止痒液、炉甘石洗剂，冬季则选择苯海拉明霜。

3. 药物治疗

☐ **口服药物**

- 维生素 C
- 葡萄糖酸钙
- 乳酸钙
- 非那根
- 氯苯那敏（扑尔敏）
- 西替利嗪（仙特敏）
- 氯雷他定（开瑞坦）

- 左旋西替利嗪（迪皿）
- □ **外用药物**
- 薄荷苯酚洗剂
- 炉甘石洗剂

● 6.24 寻常痤疮

1. 疾病概述

寻常痤疮俗称粉刺，是青春期性腺成熟，雄性激素分泌增多，皮脂腺肥大，皮脂分泌增多及毛囊口发生角化，使皮脂腺口堵塞，继发细菌感染引起的。皮损好发于面部、胸背等皮脂腺发达的部位，常对称分布。初起损害为与毛囊一致的丘疹，用手挤压可见乳白色脂拴。常伴有面部出油多、毛孔粗大、头发光泽油亮、头屑多等皮脂溢出的症状。一般无自觉症状，炎症明显时可引起疼痛及触痛。慢性病程，一般在青春期的症状可缓解或痊愈。多发生于青少年中。

2. 治疗与用药原则

- 治疗原则主要为去脂、溶解角质、杀菌、消炎及调节激素水平。
- 早期以及症状较轻的痤疮可以用祛除堵塞毛孔角质的药、杀灭细菌的药、消除炎症的药治疗痤疮，即外用药治疗痤疮。
- 早期治疗寻常痤疮使用痤疮压出机效果较好，压出炎症性痤疮时要小心。
- 在炎症特别严重时采取的治疗痤疮措施，可在炎症局部直接注入药物，即可消炎。

3. 药物治疗

●● **外用药物**
- 维 A 酸霜或凝胶
- 5％过氧苯甲酰凝胶
- 2％红霉素酒精水溶液
- 1％盐酸克林霉素溶液
- 2.5％硫化硒洗剂
- 1％曲安奈德或泼尼松龙混悬液＋2％利多卡因或 1％普鲁卡因

●● **口服药物**
  □ **抗感染药物**
  - 四环素片
  - 红霉素肠溶片
  - 米诺环素胶囊
  □ **维生素类**
  - 维生素 A
  - 维生素 B_2

- 维生素 B_6
- □ **糖皮质激素**
  - 泼尼松
  - 地塞米松
- □ **其他药物**
  - 硫酸锌片
  - 维胺脂胶囊
  - 螺内酯片
  - 西咪替丁

● 6.25 脂溢性皮炎

1. 疾病概述

脂溢性皮炎是多发生于皮脂腺分布较丰富部位的一种慢性皮肤炎症，脂溢性皮炎好发于皮脂腺分布较丰富的部位，在皮脂溢出基础上发生，常自头部开始向下蔓延，好发于皮脂溢出较多的部位，如头皮、面部、胸部、背部、腋窝及会阴等处，具有油腻性鳞屑性黄红色斑片，边缘清楚，表面被覆油腻性鳞屑或痂皮，对称分布，病程呈慢性，伴有不同程度的瘙痒，头皮损害可引起头发细软、稀疏脱落，面部皮损常与痤疮、酒渣鼻并发，易反复发作。脂溢性皮炎常见于皮脂腺分泌比较旺盛的青年人及成年患者。

2. 治疗与用药原则

- 口服维生素 B_2、维生素 B_6 及复方维生素 B，瘙痒剧烈时可给予镇静剂。
- 炎症显著或炎症范围较大时，可短期给予糖皮质激素及抗生素。如泼尼松或四环素。
- 局部应用可控制头皮表皮细胞生长、能去除油脂、止痒、软化表皮和溶解角质的药物。

3. 药物治疗

□ **口服药物**
- 维生素 B_2
- 维生素 B_6
- 复方维生素 B

□ **外用药物**
- 1%酮康唑洗剂
- 2%酮康唑溶液
- 复方酮康唑发用洗液（康王）
- 5%～10%硫磺乳膏、硫磺洗剂或香皂
- 5%新霉素糖馏油糊剂
- 氟轻松软膏

6.26 酒渣鼻

1. 疾病概述

酒渣鼻又叫酒渣性痤疮或玫瑰痤疮，是一种发生于面部尤其是面中央的弥漫性潮红，伴发丘疹、脓疱及毛细血管扩张。

本病好发于颜面中部，以鼻尖、鼻翼为主，其次为颊部、颏部、前额，常对称分布，多发于中年人，妇女较多，患者多并发皮脂溢，颜面犹如涂脂，皮损表现为红斑、毛细血管扩张和有炎症的毛囊丘疹及脓疱等，病程缓慢，可分为三期——红斑期、丘疹脓疱期、鼻赘期，但无明显界限。

2. 治疗与用药原则

- 本病病程较长，且难根治，以口服药为主、外用药为辅。
- 对有毛囊虫寄生的早期患者宜口服甲硝唑。
- 日光敏感的患者可口服氯喹。
- 严重者服用异维A酸。
- 对油腻性皮肤患者，早晚用温水和硫磺软皂洗脸。

3. 药物治疗

□ **外用药物**
- 1%～2.5%甲硝唑乳膏
- 复方硫磺洗剂
- 鱼石脂硫磺软膏

□ **口服药物**
- 维生素 B_6
- 维生素 B_2
- 甲硝唑
- 替硝唑
- 四环素
- 氯喹
- 红霉素
- 氨苄西林
- 异维A酸

● 6.27 斑秃（神经性脱发）

1. 疾病概述

斑秃是一种骤然发生的局限性斑片状的脱发性毛发病。其病变处头皮正常，无炎症及自觉症状。本病病程经过缓慢，可自行缓解和复发。若整个头皮毛发全部脱落，称全秃；若全身所有毛发均脱落者，称普秃。

神经精神因素被认为是一个重要因素。不少病例发病前有神经精神创伤如长期焦急、忧虑、悲伤、精神紧张和情绪不安等现象。有时病人在病程中，这些精神因素可使病情迅速加重。

发生较快的圆形或椭圆形半片状脱发，大多硬币大小，边界清楚，脱发区皮肤正常。多见于青壮年，一般无自觉症状，可在无意中或为他人发现。

2. 治疗与用药原则

- 让病人坚定信心，减轻思想负担，积极寻找病因和诱因并去除。
- 全身用药：
  内服维生素 B_1、谷维素，或其他镇静药。
  口服泼尼松 10mg/次，每天 3 次，用于病变范围广、全秃及普秃的病人。
- 局部治疗：刺激局部引起充血的药物如 5％～10％斑蝥酊、1％辣椒酊、2％敏尔啶溶液、盐酸氮芥溶液等。
- 中医治疗原则
  治疗原则：滋补肝肾，活血化淤，补益气血，养血生发。
  治疗方药：六味地黄汤合四物汤加减治疗。中医的梅花针弹刺。

3. 药物治疗

□ **外用药物**
- 5％～10％斑蝥酊
- 1％辣椒酊
- 2％敏尔啶溶液
- 盐酸氮芥溶液
- 0.1％曲安西龙（去炎松）霜

□ **口服药物**
- 多维元素
- 维生素 B

- 谷维素
- 胱氨酸
- 养血生发胶囊
- 泼尼松

● 6.28 多汗症

1. 疾病概述

多汗症是指皮肤出汗异常过多的现象，是由于交感神经过度兴奋进而引起汗腺过多分泌的一种疾病，有功能性和气质性两种。前者与情绪紧张有关，后者见于内分泌失调、神经系统疾病等。可分为局限性多汗症和全身性多汗症两种类型。

2. 治疗与用药原则

- 对情绪性全身多汗者可口服抗组胺药、中枢神经镇静药；局部多汗者应用止汗药或收敛药涂敷。
- 多汗、臭汗、腋臭患者应注意清洁、经常沐浴、勤换衣服，保持皮肤干燥，保持腋窝、乳房等部位的清洁。
- 戒烟酒，少吃辛辣、刺激性的食物。

3. 药物治疗

□ **口服药物**
- 羟嗪（安他乐）
- 多塞平
- 地西泮
- 赛庚啶
- 谷维素
- 六味地黄丸
- 玉屏风口服液

□ **外用药物**
- 5%甲醛溶液
- 5%白矾溶液
- 0.5%醋酸溶液

第7章

口腔疾病用药 ▶▶▶

● 7·1 口腔溃疡

1. 疾病概述

口腔溃疡又称为"口疮"，口腔溃疡为反复发作的圆形或椭圆形口腔黏膜溃疡，具"黄、红、凹、痛"特征，灼痛明显。溃疡具有周期性、复发性及自限性等特点，发作周期约数天或数月，具有不治而愈的自限性。病因及致病机制仍不明确。

诱因可能是局部创伤，精神紧张，食物、药物、激素水平改变及维生素或微量元素缺乏。系统性疾病、遗传、免疫及微生物在口腔溃疡的发生中起重要作用。

2. 治疗与用药原则

- 治疗以局部治疗为主，严重者还需全身治疗。
- 首先是饮食调节。不可偏食，多吃蔬菜水果，注意营养搭配。
- 注意保持口腔卫生。早晚刷牙，饭后漱口，已有溃疡者，应用薄荷含片或 1/5000 的呋喃西林液漱口。
- 局部用药。当口腔溃疡发生时，局部可用洗必泰漱口液，或复方硼砂漱口液等含漱，每日 3～5 次，每次 10ml，含 5～10 分钟后吐弃。
- 再用口腔溃疡消炎薄膜，剪成溃疡面大小，贴于溃疡上，待其自然化解。也可用珠黄散加青黛散混合后的粉剂涂于溃疡面，可收敛止痛，有助于愈合。
- 在发病较重情况下可考虑全身治疗：

在溃疡发作时，补充维生素 B_1、维生素 B_2、维生素 B_6 及维生素 C，可提高机体的自愈能力。

在溃疡数目多，不断复发时，可服用调整免疫功能的药物如人参、黄芪、冬虫夏草、灵芝、六味地黄丸、补中益气丸等，提高免疫功能后可以减少复发。

3. 药物治疗

⚫⚫ **化学药物**
  ☐ **外用药物**
   • 醋酸地塞米松粘贴片（意可贴）
   • 洗必泰漱口液
   • 复方硼砂漱口液
  ☐ **口服药物**
   • 复合维生素 B
   • 维生素 B_2
   • 多维元素片（善存、金施尔康）
   • 西地碘片（华素片）

⚫⚫ **中成药**
  ☐ **心脾积热型**
   • 口腔溃疡散
   • 黏膜溃疡散
   • 桂林西瓜霜（喷剂、含片、胶囊）
   • 蜂胶口腔贴
   • 养阴生肌散
   • 冰矾清毒生肌散
  原则：清热收敛。
  适用人群：口渴口臭、溃疡疼痛、尿短黄、便秘、舌红苔黄的心脾积热型患者。
  ☐ **阴虚火旺型**
   • 知柏地黄丸
   • 口炎清颗粒
   • 余麦口咽合剂
  原则：滋阴清热。
  适用人群：口干、手足心热、乏力、心烦急躁、溃疡隐痛、舌红苔少的阴虚火旺型患者。

7.2 口腔单纯性疱疹

1. 疾病概述

　　口腔单纯性疱疹是由单纯疱疹病毒所致的皮肤黏膜病的口腔表现。临床上以出现簇集性小水疱为特征，有自限性，易复发。

　　最常见的由I型单纯疱疹病毒引起的口腔病损，可能表现为一种较严重的急性疱疹性龈口炎。多数原发感染的临床症状并不显著。本病以 6 岁以下儿童较多见，尤其是 6 个月至 2 岁更多，因为多数婴儿出生后，即有对抗单纯疱疹病毒的抗体，这是一种来自母体的被动免疫，4～6 个月时即行消失，2 岁前不会出现明显的抗体效价。本病在成人也不少见。

2. 治疗与用药原则

- 主要采用对症治疗，以缩短病程，减轻痛苦，促进愈合。
- 局部用消炎、止痛剂，但不能用激素类药物治疗。
- 可服用病毒灵、阿昔洛韦、利巴韦林等抗病毒药物治疗，以板蓝根口服液或颗粒剂等辅助治疗。
- 锡类散、养阴生肌散、西瓜霜粉剂局部使用。
- 溶菌酶片、华素片等含化。
- 若疼痛重，可用 1%～2% 普鲁卡因、0.5%～1% 达克罗宁液含漱，以减轻疼痛。
- 0.1%～0.2% 葡萄糖酸氯己定（洗必泰）溶液、复方硼酸溶液（多贝尔漱口液）、0.1% 依沙吖啶（利凡诺）溶液漱口。
- 适当休息，对症处理。给予高能量、易消化、富于营养的流食或软食。
- 可适当口服多种维生素类药物。

注意：小孩由于自控力不够，不建议使用漱口剂治疗。

3. 药物治疗

●● **口服药物**
　□ **抗病毒药物**
- 利巴韦林颗粒
- 阿昔洛韦分散片
- 板蓝根口服液、颗粒剂
　□ **其他药物**
- 华素片

- 溶菌酶含片
□ **镇痛药**
- 布洛芬缓释胶囊
◎◎ **外用药物**
- 锡类散
- 养阴生肌散
- 桂林西瓜霜
- 0.1%～0.2%葡萄糖酸氯己定（洗必泰）溶液
- 复方硼酸溶液（多贝尔漱口液）
- 0.1%依沙吖啶溶液（利凡诺）

7.3 牙周炎

1. 疾病概述

牙周炎是累及四种牙周支持组织（牙龈、牙周膜、牙槽骨和牙骨质）的慢性感染性疾病，往往引发牙周支持组织的炎性破坏。

由于用餐后食物残渣易在牙缝和牙龈袋内堵塞，钙质也沉积，同时细菌和厌氧菌又在此大量繁殖，最终形成牙垢、牙石和斑块，紧贴在牙齿内侧和牙龈上，长期地刺激牙龈，导致红肿、疼痛、溃烂、出血、发臭和发炎，本病在早期多无自觉症状，容易被忽视。牙龈变成暗紫色，形成慢性牙龈炎。

2. 治疗与用药原则

- 本病的主要病因是菌斑、牙石等刺激物，故治疗以消除局部病因为主，辅以手术等。
- 提高机体抗病的能力。适当口服维生素 A、维生素 C 等药物有助于牙周组织愈合。
- 去除局部病因。在炎症期间，可用 3％过氧化氢溶液清洗牙齿牙龈，洗后擦干。再将 2％碘甘油、0.5％聚维酮碘溶液（碘伏）涂在牙龈上，一日 2～3 次；或用甲硝唑口颊片尽量贴近牙龈含服，一次 3mg，于餐后含服，一日三次，临睡前加含 1 片，连续 4～12 日。
- 餐后或睡前，可选用 0.1％氯己定（洗必泰）溶液或用 1.5％过氧化氢水漱口，或 0.5％甲硝唑含漱剂或复方甲硝唑含漱剂（口泰）漱口也可。一日 4～6 次，及时清除牙石和牙垢，对于牙龈出血者可补充维生素 C。
- 严重者应用抗生素及镇痛药物，以控制感染和炎症蔓延。对已形成的牙周袋，以至化脓者应反复冲洗局部、切开引流，并经常换药处置。

3. 药物治疗

□ **外用药物**
- 3％过氧化氢溶液
- 2％碘甘油
- 甲硝唑口颊片
- 0.5％聚维酮碘溶液
- 0.1％洗必泰漱口液
- 0.5％甲硝唑含漱剂
- 牙痛药水

□ **口服药物**

- 维生素 A
- 维生素 C
- 甲硝唑片

7.4 牙龈炎

1. 疾病概述

　　牙龈炎是指发生在牙龈组织的急、慢性炎症。牙龈是指覆盖于牙槽突表面和牙颈部周围的口腔黏膜上皮及其下方的结缔组织。牙菌斑是牙龈炎的始动因子，牙龈炎常见表现为牙龈出血、红肿、胀痛，有可能向深层发展导致牙周炎。

　　牙龈炎有各种类型，但最常见的、发病率最高的是慢性单纯性龈炎，这种牙龈炎又称为不洁性龈炎、边缘性龈炎，通常所说的牙龈炎就是慢性单纯性龈炎。若刷牙时发觉牙齿容易出血，或牙齿有触痛情况，便需要看牙科医生。

　　牙龈炎的主要病因是口腔卫生不良，导致牙菌斑、牙结石及软垢在龈缘附近牙面沉积，从而诱发牙龈炎。若不及时治疗，牙龈炎可逐渐发展为牙周炎，最终导致全口开牙松动及丧失。

2. 治疗与用药原则

- 全身治疗：全身疾病引起者，应以治疗全身疾病为主。急性炎症期可选用螺旋霉素 0.2g，每日 3～4 次；甲硝唑 0.4g，每日 3 次；头孢克洛 0.25g，每日 3～4 次。
- 清除附着在牙体表面的牙菌斑、牙石，使牙面光滑减少刺激，矫治食物嵌塞。
- 适当使用维生素 C、维生素 A 及维生素 D，以提高机体抵抗力和修复能力，有助于牙周组织的修复。
- 局部用药：可在清除牙垢、牙菌斑和食物残渣后应用。用 3% 过氧化氢溶液或生理盐水冲洗后涂敷 1% 碘甘油，亦可用 1：5000 高锰酸钾溶液或复方硼砂溶液漱口，还可选择性使用含漱药物，如口泰含漱液、雅士洁口净等。

3. 药物治疗

●● **口服药物**
　□ **抗感染药物**
- 螺旋霉素
- 甲硝唑
- 头孢克洛
　□ **维生素**
- 维生素 C
●● **外用药物**
- 3% 过氧化氢溶液
- 1% 碘甘油
- 复方硼酸漱口溶液

第8章

眼科疾病用药 ▶▶▶

● 8.1 急性结膜炎（红眼病）

1. 疾病概述

俗称的"红眼病"是传染性结膜炎，又叫暴发火眼，是一种急性传染性眼炎。根据不同的致病原因，可分为细菌性结膜炎和病毒性结膜炎两类，其临床症状相似，但流行程度和危害性以病毒性结膜炎为重。该病全年均可发生，以春夏季节多见。红眼病是通过接触传染的眼病，如接触患者用过的毛巾、洗脸用具、水龙头、门把、游泳池的水、公用的玩具等。

红眼病多是双眼先后发病，患病早期，病人感到双眼发烫、烧灼、畏光、眼红，自觉眼睛磨痛，像进入沙子般地疼痛难忍，紧接着眼皮红肿、眼屎多、怕光、流泪，早晨起床时，眼皮常被分泌物粘住，不易睁开。

红眼病发病急，一般在感染细菌1～2天内开始发病，且多数为双眼发病。传染性强，本病由于治愈后免疫力低，因此可重复感染（如再接触病人还可得病），从几个月的婴儿至八九十岁的老人都可能发病。流行快，患红眼病后，常常是一人得病，在1～2周内造成全家、幼儿园、学校、工厂等广泛传播，不分男女老幼，大批病人感染。

2. 治疗与用药原则

- 如果发现红眼病，应及时隔离，所有用具应单独使用，最好能洗净晒干后再用。
- 保持眼部清洁，由于患急性结膜炎时眼部分泌物较多，所以不能单纯依靠药物治疗。细心地护理眼部，经常保持清洁很重要。用生理盐水或2％硼酸液洗眼或眼浴，再滴入眼药才能充分发挥其药效。
- 初期冷敷，慎用激素类眼药。急性结膜炎初起时眼部宜做冷敷，有助于消肿退红。在炎症没有得到控制时，忌用激素类眼药。

- 选用滴眼剂宜按感染的病原体，对于沙眼衣原体感染的结膜炎可选用 0.25％氯霉素眼药水、利福平眼药水、磺胺醋酰钠滴眼剂。
- 对于病毒感染可使用盐酸酞丁安、阿昔洛韦眼药水以及各种抗病毒中药剂的眼药水。
- 对于细菌感染的结膜炎可在睡前涂红霉素或四环素眼药膏，还可防止结膜分泌物黏着在结膜囊里。
- 避免光和热的刺激，也不要勉强看书或看电视，出门时可戴太阳镜，避免阳光、风、尘等的刺激。
- 饮食需注意，忌酒、忌食辛辣、忌腥膻发物、忌食生姜。
- 如果在家治疗后病情不见好转，或出现明显的全身不适症状，如头痛、发热等，预示可能有并发症，应立即去看眼科医生。

3. 药物治疗

□ 外用药物

- 生理盐水
- 2％硼酸水
- 10％～20％磺胺醋酰钠眼药水
- 0.3％氟哌酸眼药水
- 0.25％氯霉素眼药水
- 0.1％疱疹净眼药水
- 0.1％无环鸟苷眼药水
- 盐酸酞丁安眼药水
- 阿昔洛韦眼药水
- 环丙沙星眼药膏
- 金霉素眼药膏
- 四环素眼药膏

● 8.2　麦粒肿（针眼）

1. 疾病概述

　　麦粒肿是皮脂腺和睑板腺发生急性化脓性感染的一种病症，分为外麦粒肿和内麦粒肿，以局部红肿、疼痛，出现硬结及黄色脓点为主要临床表现。人人可以罹患，多发于青年人。

2. 治疗与用药原则

- 局部热敷可促进化脓，轻的炎症也可在热敷后完全消失。
- 口服或局部外用抗生素治疗可促进炎症的消失，它对化脓菌的作用都很好。局部可点眼药，一般使用 0.25% 氯霉素眼药水即可，如分泌物多可用利福平眼药水，效果好。小儿入睡后可涂金霉素眼膏。
- 一旦脓头出现就应及时切开排脓，不要等到自行破溃，这样可以减少病人的疼痛，并可缩短疗程。
- 可用酒精棉球擦拭眼睫毛根部，效果非常好。方法是：当开始患病——眼睑发痒、出现红肿或疼痛时，即刻用酒精棉球擦眼睫毛。擦时要双眼紧闭，用酒精棉球（不要太湿，太湿时挤掉一些酒精）在眼睫毛根处来回轻轻擦几下。擦后双眼会感到发热（发热时不可睁眼，否则酒精会渗透到眼里使眼睛疼痛），待热劲过后再睁眼。只要当天擦 2～3 次就可消肿。
- 当脓头出现时切忌用手挤压，因为眼睑血管丰富，眼的静脉与眼眶内静脉相通，又与颅内的海绵窦相通，而眼静脉没有静脉瓣，血液可向各方向回流，挤压会使炎症扩散，引起严重合并症，如眼眶蜂窝织炎、海绵窦栓塞甚至败血症，从而危及生命。
- 不要用脏手揉眼睛，以免将细菌带入眼内，引起感染。

3. 药物治疗

□ **外用药物**
- 3% 硼酸溶液
- 红霉素眼膏
- 0.1% 利福平滴眼液

□ **口服药物**
- 乙琥红霉素
- 阿奇霉素
- 罗红霉素
- 阿莫西林颗粒

8.3 沙眼

1. 疾病概述

　　沙眼是由衣原体感染引起的,以双眼痒痛、畏光流泪,或眼屎多胶黏、睑内红赤颗粒等为主要表现的一种慢性传染性结膜炎。因其在睑结膜表面形成粗糙不平的外观,形似沙粒,故名沙眼。本病病变过程早期结膜有浸润如乳头、滤泡增生,同时发生角膜血管翳;晚期由于受累的睑结膜发生瘢痕,以致眼睑内翻畸形,加重角膜的损害,可严重影响视力甚至造成失明。

2. 治疗与用药原则

* 一旦发现沙眼应及时治疗。治疗方法可选外用局部用药治疗,常用眼药水有0.05%～0.1%利福平、10%～30%磺胺醋酰钠、0.1%酞丁胺等,每日3～4次,晚上用眼膏1次,如0.5%四环素眼膏、0.5%金霉素眼膏等。
* 急性期或严重的沙眼,除局部滴用药物外,成人可口服多西环素或红霉素等。
* 中医治疗本病,当内外兼施,轻症可以局部点药为主,重症则除点眼药外,宜配合内治,以疏风清热、活血通络为基本治法。

3. 药物治疗

□ **外用药物**
* 0.05%～0.1%利福平滴眼剂
* 10%～30%磺胺醋酰钠滴眼剂
* 0.25%氯霉素滴眼剂
* 0.25%硫酸锌滴眼剂
* 0.1%酞丁胺滴眼剂
* 0.5%四环素眼膏
* 0.5%金霉素眼膏
* 拨云眼膏
* 拨云锭眼药水

□ **口服药物**
* 多西环素

- 红霉素
- 明目地黄丸
- 明目上清片
- 人参养荣丸

8.4 干眼病

1. 疾病概述

干眼病可以说是一种"电脑视力综合征"。双眼，特别是眼角膜部分，经常是依靠泪腺供给水分，通过眨眼，使泪水变成一层"泪片"分散到眼角膜，保持眼睛舒适。所谓"干眼症"是指由于眼泪的减少或者泪腺功能下降，导致眼睛表现出微小伤痕的一种症状。

干眼病的一般症状是眼睛有干涩、灼痛感，眼屎较多；眼酸、眼痒、怕光和视力减退。其他症状还有头痛、烦躁、疲劳、注意力难以集中，严重时会发生角膜软化穿孔，在检查时可以看到有眼结膜充血。

2. 治疗与用药原则

- 临床上治疗都要首先祛除病因，保持良好的用眼习惯和生活规律。
- 看电脑 40 分钟左右"闭目养神"5 分钟，或起立活动 5 分钟，都能有效缓解眼干症状。
- 主要的策略是补充泪液和减少泪液流失。其中人工泪液是一种模仿人体泪液的眼药，局部点眼作为替代治疗的措施之一可保持或提高眼表湿度和润滑，消除或减轻眼部不适。
- 目前国内上市的人工泪液有近 20 种，常见有甲基纤维素、玻璃酸钠、聚乙烯类、卡波姆、右旋糖苷、羟丙基甲基纤维素等。
- 轻中度干眼患者用水溶液，每天使用 4~6 次即可。对重度干眼患者可使用凝胶制剂。长期应用的患者最好选用不含防腐剂的人工泪液。

3. 药物治疗

- 羟丙基纤维素滴眼剂（怡然）
- 右旋糖酐 70 羟丙基纤维素滴眼剂（泪然）
- 右旋糖酐 70 滴眼剂（倍然）
- 羟甲纤维素滴眼剂（潇莱威、瑞新）
- 聚乙烯醇滴眼剂（利奎芬）
- 爱丽滴眼剂（含玻璃酸钠等）
- 优乐沛凝胶（维生素 A 棕榈酸酯/聚羧乙烯眼用凝胶）
- 人工泪液滴眼剂

● 8.5 视疲劳

1. 疾病概述

视疲劳是目前眼科常见的一种疾病，患者的症状多种多样，常见的有近距离工作不能持久，出现眼及眼眶周围疼痛、视物模糊、眼睛干涩、流泪等，严重者头痛、恶心、眩晕。它不是独立的疾病，而是由各种原因引起的一组疲劳综合征。

其发生原因也是多种多样的，常见的有眼睛本身的原因，如近视、远视、散光等屈光不正、调节因素、眼肌因素、结膜炎、角膜炎、所戴眼镜不合适等；还有全身因素，如神经衰弱、身体过劳、癔病或更年期的妇女；或环境因素，如光照不足或过强，光源分布不均匀或闪烁不定，注视的目标过小、过细或不稳定等。

2. 治疗与用药原则

* 解除视疲劳最好的办法依次是：运动、做眼保健操、远眺、滴抗疲劳眼液。
* 改善工作环境，照明光线应明暗适中，直接照明与间接照明相结合，使工作物周围的亮度不过分低于工作物亮度。干燥季节或使用空调时，室内要保持一定的湿度。
* 平时要保证充足的睡眠，劳逸结合，平衡饮食，多吃谷类、豆类、水果、蔬菜及动物肝脏等食品，生活要有规律。
* 适当选择萘扑维滴眼液、硫酸软骨素等。
* 有眼病和其他全身性疾病时应及时诊治；注意眼的调节和保护。
* 叶黄素是存在于眼睛组织的重要营养元素，具有强氧化性，促进眼睛微循环，可缓解视力疲劳、干涩等症状。服用一些含高含量叶黄素的产品如悦瞳叶黄素，能有效缓解视疲劳。

3. 药物治疗

□ **外用药物**
* 萘扑维滴眼液
* 七叶洋地黄双苷滴眼液
* 硫酸软骨素滴眼液
* 萘敏维滴眼液（润洁、闪亮）
* 珍视明滴眼液

□ **口服药物**
* 明目地黄丸
* 杞菊地黄丸

8.6 白内障

1. 疾病概述

凡是各种原因如老化、遗传、局部营养障碍、免疫与代谢异常、外伤、中毒、辐射等，都能引起晶状体代谢紊乱，导致晶状体蛋白质变性而发生混浊，称为白内障。

年龄相关性白内障被认为可能是晚年营养不良的一种表现。流行病学上证实有许多危险因素，研究发现白内障和血中的维生素 B_2、维生素 E、铁、氨基酸的低水平有关。

主要症状为眼前黑影和视力渐进性、无痛性减退，有时光亮的背景下可看到固定的黑点。

2. 治疗与用药原则

- 当视力下降到不满意程度时或晶状体诱发青光眼时可考虑手术治疗。
- 早期可能有近视，散瞳可帮助有些患者在一定时间内恢复视力。
- 可用 0.5％复方托品酰胺或 1％～2％托品卡胺点眼。
- 出现眩光时，可戴有色眼镜来解除。

3. 药物治疗

□ **口服化学药物**
- 谷胱甘肽
- 牛磺酸
- 维生素 B_6
- 维生素 C

□ **中成药**
- 八味地黄丸
- 障眼明片
- 石斛夜光丸
- 金花明目丸
- 拨云退翳丸

□ **外用药物**
- 吡诺克辛钠（白内停、卡他林）
- 四氮戊省磺酸钠（法可林，治障宁）
- 障翳散
- 珍珠明目滴眼液
- 麝珠明目滴眼液

第9章
耳鼻喉疾病用药 ▶▶▶

● 9.1 化脓性中耳炎

1. 疾病概述

化脓性中耳炎是中耳黏膜的化脓性炎症，好发于儿童，亦是小儿听力损失的常见病因。急性化脓性中耳炎为儿童期常见的感染性疾病，发病率高，易复发，并发症和后遗症多。

婴幼儿不具有陈述病痛的能力，常表现为不明原因的搔耳、摇头、哭闹不安。全身症状较重，发热，常伴有消化道中毒症状如恶心、呕吐、腹泻等。

2. 治疗与用药原则

- 控制感染，通畅引流，去除病因为其治疗原则。
- 全身治疗为及早应用足量抗生素或其他抗菌药物控制感染，务求彻底治愈。一般可用青霉素类、头孢类等药物。
- 抗生素需使用 10 天左右，注意休息，疏通大便。全身症状重者给以补液等支持疗法。
- 急性化脓性中耳炎病程超过 6～8 周，病变侵及中耳黏膜、骨膜或深达骨质造成不可逆损伤称为慢性化脓性中耳炎。
- 儿童期慢性化脓性中耳炎往往需要待患儿咽鼓管功能改善后手术治疗。

3. 药物治疗

● ● **口服药物**
　　□ **抗感染药物**
　　　● 阿莫西林颗粒

- 阿莫西林克拉维酸钾分散片
- 头孢克洛颗粒
- 头孢克肟颗粒剂
- □ **外用药物**
- 2%酚甘油滴耳剂
- 3%过氧化氢水溶液
- 氧氟沙星滴耳剂
- 环丙沙星滴耳剂
- 复方新霉素滴耳剂

9.2 慢性鼻炎

1. 疾病概述

慢性鼻炎是鼻黏膜及黏膜下层的慢性炎症。其主要特点是炎症持续三个月以上或反复发作，迁延不愈，间歇期亦不能恢复正常，且无明确的致病微生物，伴有不同程度的鼻塞，分泌物增多，鼻黏膜肿胀或增厚等障碍。

根据慢性鼻炎的病理和功能紊乱的程度，可分为慢性单纯性鼻炎和慢性肥厚性鼻炎，慢性单纯性鼻炎是以鼻黏膜肿胀、分泌物增多为特征的鼻黏膜慢性炎症。慢性肥厚性鼻炎是以黏膜、黏膜下层甚至骨质的局限性或弥漫性增生肥厚为特点的鼻腔慢性炎症。

慢性单纯性鼻炎表现为间歇性、交替性的鼻塞、多涕，继发感染后可有脓涕。鼻涕可向后经后鼻孔流入咽喉部，引起咽喉不适、多"痰"及咳嗽等症状。可有间断嗅觉减退、头痛不适及说话时鼻音等。

而慢性肥厚性鼻炎表现出持续性、较为严重的鼻塞，有闭塞性鼻音、嗅觉减退。鼻涕不多，为黏液性或黏脓性，不易擤出。肥大的下鼻甲后端如压迫咽鼓管咽口，可出现耳鸣及听力下降。有时会发生慢性咽喉炎。多伴有头痛、头昏、失眠及精神萎靡等症状。

2. 治疗与用药原则

- 治疗原则为根除病因，恢复鼻腔通气功能，排除分泌物。
- 加强锻炼身体，改善营养状况，治疗全身慢性疾病，提高机体免疫力。
- 局部糖皮质激素鼻喷雾剂可以在炎症的各个阶段均发挥强大的抗炎、抗水肿效应，并能促进损伤的纤毛上皮修复，是目前治疗鼻黏膜炎症性疾病的一线药物。
- 只有在慢性鼻炎伴发急性感染时才可使用减充血剂滴鼻，1～2 次/天，并且一般应用时间不宜超过 7～10 天，此类药物长期使用可引起药物性鼻炎。
- 如果炎症比较明显并伴有较多的分泌物倒流，可以考虑口服小剂量大环内酯类抗生素，即常规剂量的一半，连续应用 1～3 个月。
- 对于"妊娠期鼻炎"的患者忌用减充血剂，局部慎用糖皮质激素鼻喷雾剂，妊娠终止后 2～4 周内鼻炎症状会得到缓解。
- 中成药治疗：也可考虑应用藿胆丸、苍耳子等中成药。

3. 药物治疗

◐ ● 口服药物
    □ 抗感染药物
        • 红霉素

- 罗红霉素
- 克拉霉素

中成药

□ 血瘀型

- 千柏鼻炎片
- 辛芳鼻炎胶囊
- 鼻炎康片

原则：清热解毒、活血祛风。

适用人群：一侧或双侧鼻塞日久，鼻黏膜增厚，鼻甲肿大，舌苔薄的血瘀鼻病患者。

□ 外用药物

- 滴通鼻炎水
- 鼻塞通滴鼻液
- 鼻炎滴剂
- 鼻宁喷雾剂
- 复方薄荷脑滴鼻剂
- 萘甲唑啉滴鼻剂（滴鼻净）

9.3 过敏性鼻炎

1. 疾病概述

过敏性鼻炎又称为变应性鼻炎，是鼻腔黏膜的变应性疾病，并可引起多种并发症。另有一型由非特异性的刺激所诱发、无特异性变应原参加、不是免疫反应过程，但临床表现与上述变应性鼻炎相似，称为血管运动性鼻炎或称神经反射性鼻炎，刺激可来自体外（物理、化学方面）或来自体内（内分泌、精神方面），故有人看做是变应性鼻炎。

过敏性鼻炎症状的主要表现为鼻痒、喷嚏频频、流清鼻涕、鼻塞等，这些症状可自行或经治疗后消失。但临床医生应该注意这些症状并不一定都是过敏性的，过敏性鼻炎患者往往伴有过敏性结膜炎的症状如眼痒、流泪等。

小贴士：过敏性鼻炎与感冒的区别

病症		过敏性鼻炎	感冒
病因		过敏原	病毒
症状	鼻痒	常为首发症状	少见
	喷嚏	连续打数个	多见，但不会连续打
	流鼻涕	大量清水样鼻涕	多见，初期清水涕，后期黄脓涕
	咽痛	无	可伴有
	眼部症状	可伴有眼痒，流泪	没有
	全身症状	无	常伴有，如头痛、发热、肌肉疼痛
症状持续时间		一天可有数次发作	整天持续，连续7～10天
治疗		抗组胺药物	感冒药

2. 治疗与用药原则

- 尽量避开变应原，保持通风、清洁、湿润的环境。
- 预防性药物治疗与免疫治疗相结合，从发病的各个环节控制或预防症状发作，鼻腔局部治疗首选糖皮质激素喷雾剂，如布地奈德喷雾剂、丙酸倍氯米松喷雾剂等。
- 可选择抗组胺药物治疗以缓解和阻止过敏反应的发展，如氯雷他定、西替利嗪等。

- 鼻塞时，适当使用血管收缩剂，如 1％麻黄碱或 0.5％呋喃西林麻黄碱滴鼻药。

3. 药物治疗

◉◉ **外用药物**
- 布地奈德喷雾剂（雷诺考特）
- 丙酸倍氯米松喷雾剂（伯克纳）
- 氟替卡松水混悬喷雾剂（辅舒良）
- 左卡巴斯汀鼻喷剂（立复汀）
- 莫米松水混悬喷雾剂（内舒拿）
- 富马酸酮替芬滴鼻液
- 氮䓬斯汀鼻喷剂（爱赛平）
- 1％麻黄碱滴鼻药

◉◉ **口服药物**
□ **抗组胺药物**
- 氯苯那敏
- 氯雷他定
- 西替利嗪
- 赛庚啶
- 盐酸苯海拉明
- 盐酸异丙嗪

□ **肥大细胞稳定剂**
- 曲尼司特

◉◉ **中成药**
□ **气虚型**
- 鼻炎片
- 通窍鼻炎片

原则：益气祛风通窍作用。

适用人群：多因肺脾气虚而致，鼻塞日久、鼻涕清稀或稍黏，鼻痒阵发、喷嚏频作的气虚鼻病患者。

● 9.4 鼻窦炎

1. 疾病概述

鼻窦炎是鼻窦黏膜的非特异性炎症，为一种鼻科常见多发病。

鼻窦炎是一种常见病，可分为急性和慢性两类，急性化脓性鼻窦炎多继发于急性鼻炎，以鼻塞、多脓涕、头痛为主要特征；急性鼻窦炎的症状表现为典型的晨起头痛症状，多发生在感冒后。这种头痛如表现为前额部疼，晨起轻，午后重。还可能有面颊部胀痛或上列磨牙疼痛，多是上颌窦炎。

慢性鼻窦炎较急性鼻窦炎病程发展缓慢，通常可表现为：有黄色或黄绿色脓性或黏脓性鼻涕，量不定；患者可伴有轻重不等的鼻塞，这是由于鼻黏膜充血肿胀和分泌物增多所形成的，鼻塞的患者常出现暂时性嗅觉障碍，如出现鼻腔完全阻塞就有可能是伴有鼻息肉；慢性鼻窦炎患者也有头痛的表现，一般为明显的局部疼痛或头痛；慢性鼻窦炎常与慢性上颌窦炎合并存在，除有一般症状外，还可出现嗅觉减退的情况。

2. 治疗与用药原则

- 采用足量抗生素控制感染，因多为球菌感染，以青霉素类、头孢菌素类为首选药物，药物治疗强调选择敏感抗生素，足量、足疗程使用。
- 若头痛或局部疼痛剧烈，可适当用镇静剂或镇痛剂。
- 中医中药治疗以散风清热、芳香通窍为主，以解毒去瘀为辅。

3. 药物治疗

●● **口服药物**
　□ **抗感染药物**
- 青霉素 V 钾片
- 阿莫西林颗粒
- 阿莫西林克拉维酸钾片
- 头孢羟氨苄
- 头孢克洛
- 头孢呋辛酯分散片
- 复方新诺明

　□ **止痛药**
- 散利痛

- 复方阿司匹林

中成药

□ 湿热证型

- 鼻窦炎口服液
- 霍胆丸、滴剂
- 苍鹅鼻炎片
- 辛芳鼻炎胶囊
- 辛岑颗粒

原则：清利肝胆湿热、通利鼻窍作用。

适用人群：多因肝胆湿热而致，鼻塞涕多、黄浊而臭，缠绵日久、嗅觉减退，伴有口苦咽干、目眩耳鸣、舌质红、苔黄的湿热鼻病患者。

局部外用药物

- 羧甲唑啉滴鼻剂
- 复方呋喃西林麻黄素滴鼻剂

● 9.5 急性咽炎

1. 疾病概述

　　急性咽炎为咽部黏膜与黏膜下组织的急性炎症，咽部的淋巴组织亦常常被累及。炎症可以波及整个咽部，或者仅仅局限于鼻咽、口咽或者喉咽的一部分。此病可以为原发性，也可以继发于急性鼻窦炎或者急性扁桃体炎之后。

　　以秋冬季节发病较多。一般起病较急，患者可以感觉咽部干燥、灼热、粗糙、微痛，咽痛症状逐渐加重，后出现吞咽疼痛。患者可以出现全身不适、头痛、食欲缺乏、口干、口渴、畏寒以及四肢酸痛等症状。可伴有体温升高，一般在 38℃ 上下，甚至可以高热达到 40℃。

2. 治疗与用药原则

- 一般嘱患者多休息、多饮水并且进食容易消化的食物，注意大便通畅。咽部疼痛较为剧烈的患者，可以给予乙酰水杨酸口服。
- 咽部局部可以使用复方硼砂液或者温生理盐水含漱，碱性含漱剂可以稀释黏稠分泌物。
- 发病初期可以使用碘甘油或者硝酸银涂擦咽壁，以帮助炎症消退。如果炎症累及喉部，可以采用药物雾化吸入疗法。选用激素急性雾化吸入治疗可以改善患者的症状和生活质量。
- 细菌性感染的用药原则：一般首选青霉素类抗生素，因为其对溶血性链球菌疗效较佳。对于儿童的急性咽炎，青霉素类抗生素是最佳的治疗药物，一般选取 50mg/(kg·天)，每天 2～3 次，治疗效果最好。青霉素过敏者可选用红霉素等大环内酯类药物。

3. 药物治疗

□ **抗感染药物**
- 青霉素 V 钾片
- 阿莫西林颗粒
- 头孢羟氨苄
- 头孢克洛
- 头孢呋辛酯
- 乙酰螺旋霉素
- 阿奇霉素
- 克拉霉素

- 罗红霉素
- 西地碘片（华素片）
- 溶菌酶含片

●● **中成药**

□ **风热咽痛型**

- 黄连上清丸
- 牛黄上清丸
- 牛黄解毒丸
- 穿心莲胶囊
- 穿心莲内酯滴丸
- 清热解毒颗粒
- 双黄连含片
- 银黄含片
- 金莲花润喉片
- 利咽解毒颗粒
- 清咽丸

原则：清热解毒、利咽。

适用人群：风热感冒后声音不扬，甚至声哑失声，咽喉红肿疼痛、咽干灼热、吞咽不利或有发热恶风、头痛身倦、舌边红、脉浮数的患者。

□ **肺热咽痛型**

- 穿心莲胶囊
- 穿心莲内酯滴丸
- 利咽解毒颗粒

原则：清热解毒、利咽。

适用人群：肺胃热盛，声音嘶哑，甚至不能说话，咽部红肿，疼痛明显，伴有高热、口干舌燥，大便秘结，小便黄赤，舌红苔黄，脉洪数的患者。

□ **阴虚咽痛型**

- 铁苗丸
- 藏青果颗粒
- 百合固金丸（肾阴不足者）
- 养阴清肺膏（阴虚热盛者）

原则：润肺利咽、生津止渴。

适用人群：声音低沉费力，说话不能持久，咽痒咽燥，口干咳嗽，午后或手足心热，舌红苔少，脉数的患者。

● 9·6 扁桃腺炎

1. 疾病概述

• 扁桃腺炎是指扁桃体发炎时红肿、出现白色脓样分泌物现象。得了扁桃体炎可能高烧几天不退，嗓子红肿疼痛，吃东西和咽水时疼痛感明显。

• 本病多发于儿童及青年，季节更替、气温变化时容易发病，劳累、受凉、潮湿、烟酒过度或某些慢性病等常为本病的诱发因素。若治疗不适宜，可引起扁桃体周围脓肿、急性中耳炎及急性风湿热、心肌炎、肾炎、关节炎等局部或全身并发症。

• 全身症状：起病急、恶寒、高热（可达 39～40℃），尤其是幼儿可因高热而抽搐、呕吐或昏睡、食欲缺乏、便秘及全身酸痛等。局部症状：咽痛明显，吞咽时尤甚，剧烈者可放射至耳部，幼儿常因不能吞咽而哭闹不安。儿童若因扁桃腺肥大影响呼吸时可妨碍其睡眠，夜间常惊醒不安。

2. 治疗与用药原则

• 急性扁桃腺炎，一般用抗生素进行治疗，可选用青霉素类、磺胺类药物。

• 高烧时，可用酒精擦颌下、腋下等降温，可口含六神丸、碘喉片等做局部治疗。

• 患者应注意休息，多饮水，进流质或半流质食物，多吃富含维生素和蛋白质的食物，保持口腔清洁，用盐水或复方硼酸漱口液等漱口。

• 对于反复发作的急性扁桃腺炎，可在急性期炎症控制后，做扁桃腺切除手术。

• 慢性扁桃腺炎的治疗是长期的，坚持治疗是很重要的一点。保持口腔清洁，每天睡前刷牙，饭后漱口，以减少口腔内细菌感染的机会。

3. 药物治疗

●● 口服药物
　□ 抗感染药物
• 青霉素 V 钾片
• 阿莫西林颗粒
• 阿莫西林克拉维酸钾分散片
• 复方新诺明
• 西地碘片（华素片）
• 度米芬含片

- 地喹氯铵含片（泰乐奇、克菌定）
  □ **中成药**
- 穿心莲内酯滴丸
- 六神丸
- 穿心莲片
- 蒲地蓝口服液
- 银黄含片
◉◉ **外用药物**
- 复方硼酸漱口液

第10章
泌尿系统疾病用药 >>>

10.1 泌尿系感染

1. 疾病概述

泌尿系感染简称尿路感染，是由细菌直接侵入尿路而引起的炎症。感染可累及上、下泌尿道，因定位困难统称为尿路感染。临床上分为急性及慢性两种。前者起病急，症状较典型易于诊断，但婴儿期症状可不典型，诊断多有困难；慢性及反复感染者可导致肾损害。小儿时期反复感染者，多伴有泌尿系结构异常，应认真查找原因，解除先天性梗阻，防止肾损害及瘢痕形成。

泌尿系感染是由细菌引起的肾盂肾炎、膀胱炎、尿道炎等病的总称。属于中医的"淋症"、"癃闭"范畴。中医认为此病多系湿热下注，侵犯肾与膀胱，下焦气化不利所致。患者中小儿比成人多，女性比男性多，且易反复发作。引起泌尿系炎症的致病菌80%是肠道的大肠杆菌、变形杆菌、粪链球菌。

急性单纯性泌尿系感染多由一种病原菌引起，慢性、反复发作的感染，可能有先天性泌尿系异常，大约有1/3～1/2的病人有膀胱、输尿管反流，或有结石、慢性肾功能不全等症。

上尿路感染的全身症状会有高热、腰痛、上腹痛、血沉快、尿培养有大量的细菌；下尿路感染则出现低热、下腹痛、排尿痛、尿培养可能是阴性，且细菌数量较少。患者可能会出现尿频、尿急、尿痛等。

2. 治疗与用药原则

- 急性期要卧床休息，多饮水、勤排尿，注意外阴卫生。
- 病程早期应积极使用抗菌药物治疗。
- 初次感染首选药物为磺胺类药物如复方新诺明、呋喃坦啶。

- 次选才是环丙沙星、氧氟沙星、左氧氟沙星。
- 慢性、反复发作的，可选用甲硝唑、头孢菌素类、氨基糖苷类等。

3. 药物治疗

□ **抗感染药物**
- 呋喃妥因
- 复方新诺明
- 环丙沙星
- 氧氟沙星
- 左氧氟沙星
- 甲硝唑
- 头孢羟氨苄

□ **中成药**
- 三金片
- 癃清片
- 肾舒颗粒

10.2 前列腺增生

1. 疾病概述

前列腺增生是老年男性常见疾病，一般在 40 岁后开始发生增生的病理改变，50 岁后出现相关症状。其病因是由于前列腺的逐渐增大对尿道及膀胱出口产生压迫作用，临床上表现为尿频、尿急、夜间尿次增加和排尿费力，并能导致泌尿系统感染、膀胱结石和血尿等并发症，对老年男性的生活质量产生严重影响，因此需要积极治疗，部分患者甚至需要手术治疗。

尿频是前列腺增生的早期信号，尤其夜尿次数增多更有临床意义。原来不起夜的老人出现夜间 1～2 次的排尿，常常反映早期梗阻的来临，而从每夜 2 次发展至每夜 4～5 次甚至更多，说明了病变的发展和加重。

由于增生前列腺的阻塞，患者排尿要使用更大的力量克服阻力，以至排尿费力；增生前列腺将尿道压瘪致尿线变细；随着病情的发展，还可能出现排尿中断、排尿后滴沥不尽等症状。当感到有尿意时，要站在厕所里等好一会儿，小便才"姗姗"而来，且尿流变细，排出无力，射程也不远，有时竟从尿道口线样滴沥而下。

2. 治疗与用药原则

- 症状轻微、不影响生活者，不需积极治疗，只要注意水分摄取、避免憋尿即可。
- 若造成生活上的困扰，如尿频、夜尿增加影响睡眠者，可用口服药治疗。病情严重者可能需手术治疗。
- 药物治疗中以 α 受体阻滞剂为主，如特拉唑嗪、阿呋唑嗪、多沙唑嗪等。但特拉唑嗪有体位性低血压的不良反应，服用时要注意，一般采用晚上小剂量开始服用。
- 前列腺体积较大者可服用 5α 还原酶制剂如非那雄胺、度他雄胺等，使前列腺体积缩小。

3. 药物治疗

□ **α 受体阻滞剂**
- 特拉唑嗪
- 多沙唑嗪
- 坦洛新（坦索罗辛）

□ **抗雄性激素类药物**
- 非那雄胺（保列治）
- 度他雄胺（度他利特）

- 依立雄胺（爱普列特）

● ● **中成药**

- 舍尼通（普适泰）
- 前列康
- 前列通片
- 清淋颗粒
- 普乐安片
- 癃闭舒胶囊
- 癃闭通胶囊
- 前列舒乐颗粒
- 泽桂癃爽胶囊

10.3 前列腺炎

1. 疾病概述

前列腺炎是成年男性的常见病之一。前列腺炎是由于前列腺受到微生物等病原体感染或某些非感染因素刺激而发生的炎症反应，及由此造成的前列腺区域不适或疼痛、排尿异常等临床表现。

前列腺炎可分为如下4类。

Ⅰ型：急性前列腺炎起病急，可表现为寒战、高热，伴有持续和明显的下尿路感染症状，如尿频、尿急、尿痛、排尿烧灼感、排尿困难、尿潴留，后尿道、肛门、会阴区坠胀不适。血液和尿液中白细胞数量升高，细菌培养阳性。

Ⅱ型：慢性细菌性前列腺炎表现为反复发作的下尿路感染症状（如Ⅰ型），持续时间超过3个月。

Ⅲ型：慢性非细菌性前列腺炎或慢性骨盆疼痛综合征，而慢性骨盆疼痛综合征进一步分为ⅢA型炎症性和ⅢB型非炎症性。

Ⅳ型：无症状的前列腺炎。

2. 治疗与用药原则

- 药物是治疗前列腺炎的主要手段，可以辅助以物理、心理治疗。
- Ⅰ型首先静脉应用广谱抗生素，如第三代头孢菌素，症状改善后，可改为口服广谱抗生素或氟喹诺酮类，疗程至少4周。
- Ⅱ型根据细菌培养结果，选用氟喹诺酮类（环丙沙星、左氧氟沙星、洛美沙星）、四环素类（米诺环素）或磺胺类（复方磺胺甲噁唑）药物，疗程为4～6周，注意只有约5％的慢性前列腺炎患者有明确的细菌感染。
- ⅢA型推荐口服广谱抗生素或喹诺酮类抗菌药2～4周，推荐联合使用α受体阻滞剂（阿呋唑嗪、多沙唑嗪、坦洛新和特拉唑嗪）可改善排尿症状和疼痛。
- ⅢB型推荐使用α受体阻滞剂，疗程12周以上，选择植物制剂、非甾体抗炎镇痛药和M受体阻滞剂等也能改善相关症状。
- 患者应戒酒，忌辛辣刺激食物；避免憋尿、久坐，注意保暖，加强体育锻炼。

3. 药物治疗

◉◉ **口服药物**
　　□ **抗感染药物**
　　　- 环丙沙星

- 左氧氟沙星
- 洛美沙星
- 米诺环素
- 复方磺胺甲噁唑

□ **α受体阻滞剂**

- 多沙唑嗪
- 萘哌地尔
- 坦索罗辛
- 特拉唑嗪

□ **中成药**

- 前列通片
- 前列回春胶囊
- 前列舒乐颗粒
- 五淋化石丸

● ● **外用药物**

- 野菊花栓
- 前列安栓

● 10.4　勃起功能障碍

1. 疾病概述

勃起功能障碍（ED）是指性生活时阴茎勃起硬度不足以插入阴道内，或阴茎勃起维持时间不足以完成满意的性生活。

勃起功能障碍可以分为心理性 ED、神经性 ED、血管性 ED、低雄激素性 ED、药物性 ED 以及系统性疾病所致的 ED。

2. 治疗与用药原则

- 一般首选口服选择性磷酸二酯酶-5 型抑制剂，包括西地那非、伐地那非和他达拉非。
- 性生活需要时服用的一次性药物，服用后需要足够的性刺激才起效。
- 他达那非半衰期为 17.5 小时，而西地那非和伐地那非为 4 小时。
- 睾丸功能障碍引起雄激素降低的 ED 可用雄激素制剂（十一酸睾酮胶囊）补充治疗。

3. 药物治疗

□ **口服药物**
- 枸橼酸西地那非片（万艾可）
- 盐酸伐地那非片（艾力达）
- 他达拉非片（希爱力）
- 育亨宾（萎必治、安慰乐得）

□ **外用药物**
- 前列地尔乳膏（前列腺素 E_1 乳膏）

第11章

神经和精神疾病用药 >>>

11.1 头痛

1. 疾病概述

头痛是临床常见的症状，通常将局限于头颅上半部，包括眉弓、耳轮上缘和枕外隆突连线以上部位的疼痛统称头痛。

引起头痛的病因众多，大致可分为原发性和继发性两类。前者不能归因于某一确切病因，也可称为特发性头痛，常见的如偏头痛、紧张型头痛；后者病因可涉及各种颅内病变如脑血管疾病、颅内感染、颅脑外伤，全身性疾病如发热、内环境紊乱、滥用精神活性药物以及全身疾病如急性感染、中毒等均可导致头痛。发病年龄常见于青年、中年和老年。

头痛程度有轻有重，疼痛时间有长有短。疼痛形式多种多样，常见胀痛、闷痛、撕裂样痛、电击样疼痛、针刺样痛，部分伴有血管搏动感及头部紧箍感，以及恶心、呕吐、头晕等症状。继发性头痛还可伴有其他系统性疾病症状或体征，如感染性疾病常伴有发热，血管病变常伴有偏瘫、失语等神经功能缺损症状等。

2. 治疗与用药原则

- 治疗原则包括对症处理和原发病治疗两方面。
- 原发性头痛急性发作和病因不能立即纠正的继发性头痛可给予止痛等对症治疗以终止或减轻头痛症状。
- 针对头痛伴随症状如眩晕、呕吐等予以适当的对症治疗。
- 对于病因明确的继发性头痛应尽早去除病因，如颅内感染应抗感染治疗，颅内高压者宜脱水降颅压，颅内肿瘤需手术切除等。
- 头痛非药物物理治疗包括：物理磁疗法、局部冷（热）敷、吸氧等。

3. 药物治疗

□ **常用止痛药**
- 阿司匹林泡腾颗粒（巴米尔）
- 布洛芬缓释胶囊或缓释片（芬必得，散列通）
- 对乙酰氨基酚缓释片（泰诺林）
- 复方对乙酰氨基酚（Ⅱ）（撒利痛）

特点：非甾体抗炎止痛药具有疗效确切、没有成瘾性等优点，是头痛最常使用的止痛药。

●● **中成药**

□ **风寒头痛型**
- 风寒感冒颗粒
- 芎菊上清丸
- 川芎茶调片
- 天麻头痛片
- 正天丸（胶囊）
- 清眩片

原则：解表发汗、疏风散寒。

适用人群：巅顶部头痛、痛连颈部、恶寒怕风，遇风头痛加重、不口渴的感冒患者。

□ **风热头痛型**
- 黄连上清丸
- 牛黄上清丸
- 复方丁香罗勒油（红花油）
- 川芎茶调丸

原则：散风泄热、清热解毒、散风止痛。

适用人群：头痛而胀、严重时头痛如裂、发热或恶风、面红目赤、口渴想喝水的患者。

□ **瘀血头痛型**
- 元胡止痛片
- 通天口服液
- 养血清脑颗粒
- 天舒胶囊

原则：理气、活血、止痛。

适用人群：头痛经久不愈、痛处固定不移、严重时痛如锥刺的患者。

□ **肝阳头痛型**
- 天麻头风灵胶囊

- 鲜天麻胶囊
- 天麻醒脑胶囊
- 镇脑宁胶囊
- 天舒胶囊

原则：滋阴潜阳、祛风。

适用人群：头胀痛、眩晕、心烦易怒、胁痛、夜卧不安、口苦的患者。

□ **血虚头痛型**

- 蓝芷安脑胶囊
- 养血清脑颗粒（血虚肝旺所致的头痛）

原则：宁心安神、补血止痛。

适用人群：头痛而晕、心悸不宁、过劳加重、气短、神疲乏力、面色发白的患者。

11.2 失眠

1. 疾病概述

失眠通常是指患者对睡眠时间和（或）睡眠质量不满足并影响日间社会功能的一种主观体验。失眠通常是一种症状，有时也成为一种疾病，可以是原发性的，也可以继发于某些疾病。

在失眠者中，难于入睡是最常见的主诉，其次是维持睡眠困难和早醒。一个人如果长期失眠，就会对失眠越来越恐惧，感到紧张、焦虑、担心或抑郁，形成了一个恶性循环。

失眠症除了药物治疗外，还应包括心理治疗、良好的睡眠生理习惯的培养。

2. 治疗与用药原则

- 消除焦虑情绪，学会放松自己，建立自信心。
- 大多数失眠与心理因素有密切联系，所以采用心理行为治疗，有助于提高睡眠质量。
- 用药剂量个体化，尽量使用最低有效剂量。
- 从安全性角度考虑，提倡短期、间断用药。
- 应采取由患者根据睡眠需求"按需"服用药物的"按需用药"原则，即根据患者白天工作情况和夜间睡眠需求，考虑使用短半衰期催眠药物，可在症状出现的晚上使用，症状稳定后不推荐每天使用，而是间断性或非连续用药。
- 目前巴比妥类已不作为首选药物，且不建议长期使用。
- 苯二氮䓬类药物具有一定的依赖性，尤其是作用快速的药物如三唑仑、咪达唑仑、硝西泮等，依赖性更为明显。

3. 药物治疗

◉◉ **化学药物**
- 佐匹克隆胶囊（青尔齐）
- 右佐匹克隆片（文飞）
- 地西泮
- 艾司唑仑
- 氯硝西泮
- 阿普唑仑

- 扎拉普隆
- **●● 中成药**
  - □ **心血亏虚型**
    - 养血安神丸、颗粒
    - 安神补脑液
    - 安神养血口服液
    - 安神补心片
    - 安神养心丸

原则：养血安神。

适用人群：失眠、头晕、多梦、健忘、心悸、面色淡白或萎黄、唇舌色淡、脉细的心血亏虚型患者。

  - □ **心气虚证型**
    - 枣仁安神颗粒
    - 脑乐静
    - 五味子颗粒
    - 安神健脑液
    - 刺五加糖浆
    - 安神胶囊
    - 七叶安神片
    - 参芪五味子糖浆

原则：养心安神作用。

适用人群：失眠、头晕、气短、健忘、舌淡、脉细数的心气虚证型患者。

  - □ **心脾两虚型**
    - 人参归脾丸
    - 刺五加脑灵液
    - 灵芝胶囊、口服液
    - 人参健脾丸
    - 琥珀安神丸

原则：益气补血、健脾养心。

适用人群：多梦易醒、心悸健忘、头昏目眩、神疲肢倦、食欲缺乏、面色无华、舌淡苔薄、脉细弱的心脾两虚型患者。

  - □ **阴虚火旺型**
    - 知柏地黄丸
    - 天王补心丸
    - 酸枣仁糖浆
    - 珍珠粉胶囊

- 柏子滋心丸
- 睡安胶囊

原则：滋阴清热作用。

适用人群：头晕耳鸣、失眠盗汗、咽喉干痛、烦躁口渴、骨蒸潮红、梦遗、早泄、尿频、颧红、舌红、脉细数的阴虚火旺型患者。

□ **痰热扰心型**

- 神安胶囊
- 灵芝红花安神口服液
- 清心沉香八味散

原则：清热化痰、安神定惊。

适用人群：胸闷心烦不寐、嗳气、头重目眩、口苦、舌红苔腻、脉滑的痰热扰心型患者。

□ **肝郁化火型**

- 神安胶囊
- 松根由吸入剂

原则：清心降火、交通心肾（肝郁化火）。

适用人群：急躁易怒、不寐多梦、伴有头晕头胀、目赤耳鸣、口干口苦、不思饮食、便秘、舌红苔黄、脉弦数的肝郁化火型患者。

11.3 抑郁症

1. 疾病概述

抑郁症是一种常见的精神障碍，以持续的心境恶劣与情绪低落、兴趣缺失、精力不足等为主要临床特征，是心境障碍的主要类型。临床可见心境低落与其处境不相称，情绪的消沉可以从闷闷不乐到悲痛欲绝、自卑抑郁，甚至悲观厌世，可有自杀企图或行为，甚至发生木僵；部分病例有明显的焦虑和运动性激越；严重者可出现幻觉妄想等精神病性症状。常伴随认知或精神运动障碍或躯体症状等。多数病例有反复发作的倾向，每次发作大多数可以缓解，部分可有残留症状或转为慢性。根据抑郁发作的严重程度分为轻度、中度及重度。

2. 治疗与用药原则

抗抑郁药是当前治疗各种抑郁障碍的主要药物，能有效解除抑郁心境及伴随的焦虑、紧张和躯体症状，有效率约 60%～80%。

- 因人而异使用抗抑郁药，需考虑患者症状特点、年龄、躯体状况、药物的耐受性、有无并发症，予以个体化合理用药。
- 使用抗抑郁药时，应该从小剂量开始，逐步递增剂量，尽可能采用最小有效量，尽量减少不良反应，提高服药依从性。
- 当小剂量疗效不佳时，可根据药物不良反应和患者对药物的耐受情况，逐渐增至足量（有效剂量上限）。
- 药物起效都需要一定时间，大多数药物起效时间较慢，需要足够长的疗程，一般4～6 周方显效，即便起效快的抗抑郁药如米氮平和文拉法辛，也需要 1 周左右时间。需有耐心，切忌频繁换药。
- 使用抗抑郁药应尽可能单一用药，以避免发生药物相互作用，只有在足量、足疗程单一用药治疗无效时，方可考虑两种作用机制不同的抗抑郁药联合使用。
- 治疗期间应密切观察病情变化和不良反应，若条件允许，最好使用每日服用一次、不良反应轻微、起效快的新型抗抑郁药，如 5-羟色胺再摄取抑制药氟西汀、帕罗西汀、舍曲林等，5-羟色胺及去甲肾上腺素再摄取抑制药文拉法辛，特异性 5-羟色胺能抗抑郁药米氮平。

3. 药物治疗

□ **选择性 5HT 再摄取抑制药（SSRI）**
- 盐酸氟西汀胶囊（百优解）

- 盐酸帕罗西汀片（赛乐特）
- 舍曲林片（左洛复）
- 西酞普兰片（喜普妙）
- 氟伏沙明片（兰释）
- 美利曲辛/氟哌噻吨复方片剂（黛力新）
- ☐ **5HT 及去甲肾上腺素再摄取抑制药（SNRI）**
- 文拉法辛胶囊、缓释胶囊或片剂（博乐欣）
- ☐ **四环类抗抑郁药**
- 马普替林（路滴美）
- 米安色林（米塞林、美安适宁、特文）
- ☐ **三环类抗抑郁药**
- 米氮平片（瑞美隆）
- 阿米替林
- 普罗替林
- 多塞平（多虑平）
- 阿莫沙平（异戊塞平、氯氧平）
- 丙米嗪
- 地昔帕明（去甲丙米嗪）
- 氯米帕明
- 曲米帕明

● **11.4 焦虑障碍**

1. 疾病概述

焦虑是一种担心发生威胁自身安全和其他不良后果的心境状态。患者在缺乏明显客观因素或充分依据的情况下，对其本身健康或其他问题感到忧虑不安，或认为病情严重，或认为问题复杂、无法解决等，以至于坐立不安，惶惶不可终日，即使多方劝解也不能消除。有时常伴有自主神经功能紊乱和疑病观念，常在焦虑性神经症表现突出。

随着社会竞争日趋激烈，生活中应激因素增加，心理不适应等焦虑反应势必增多，尤其是老年慢性病患者，应引起大家的重视。焦虑障碍的治疗包括心理治疗和药物治疗。

2. 治疗与用药原则

- 急性发作或严重的病例应予以药物治疗。
- 常用的药物有抗焦虑药、抗抑郁药。
- 苯二氮䓬类药物短期使用可缓解严重的焦虑，但应避免长期使用以免产生依赖性。
- 持续性焦虑和躯体症状，则以血浆半衰期较长的药物为宜，如地西泮、氯氮䓬、阿普唑仑等。
- 如患者焦虑呈波动形式，应选择半衰期短的药物，如奥沙西泮、劳拉西泮。

3. 药物治疗

- 阿普唑仑
- 地西泮
- 劳拉西泮
- 奥沙西泮
- 氯硝西泮
- 艾司唑仑
- 谷维素
- 唑吡坦
- 佐匹克隆
- 右佐匹克隆
- 氯美扎酮

● 11.5 眩晕

1. 疾病概述

眩晕是头晕目眩的总称，眩是指两眼发黑、视物乱动；晕是指头目眩晕，如坐船、坐车的旋转。总的感觉是眼花视物模糊和头晕站立不稳。

眩晕是一种临床症状。引起眩晕的疾病很多，除耳鼻喉科疾病外，还涉及内科、神经内科及骨科的疾病。眩晕是一种运动性和位置性的幻觉。包括病人感到周围物体旋转或病人本身在旋转，如起伏波动感、不稳感、摇摆感、头重脚轻感等。

与头晕不同，一般来说头晕并无外界环境或自身旋转的运动觉即患者主诉的头重脚轻、头脑不清楚等。

引起眩晕的原因很多，中医认为属于虚证居多，也有风热、痰热上扰所致的。眩晕应与中风前兆相鉴别，中药OTC所适用的眩晕是指一般性虚证所引起的眩晕，或少数外感风热之际伴有的头晕，或感冒已愈而仍有头晕，若持续性头晕眼花，应当到医院检查，以排除中风可能。

晕动症是指乘坐车船、飞机受到颠簸、摇摆或旋转、加速运动等刺激引起的眩晕、恶心呕吐等一系列的症状。

2. 治疗与用药原则

- 弄清发作时间、诱因、病程，及有无复发性等特点。
- 探询是否出现发热、耳鸣、听力减退、恶心、呕吐、出汗、口周及四肢麻木、视力改变、平衡失调等相关症状。
- 探询有无急性感染、中耳炎、颅脑疾病及外伤、心血管疾病、严重肝肾疾病、糖尿病等病史。
- 观察是否属于晕车、晕船或是因服药所致。
- 再根据病因合理选择药物治疗。

3. 药物治疗

●● 化学药物

- 东莨菪碱片
- 倍他司汀片
- 茶苯海明（乘海宁）
- 盐酸苯环壬酯（飞赛乐）

◎ ◎ **中成药**

　　□ **风热上扰型**

* 清眩丸
* 薄荷锭

原则：散风清热。

适用人群：眩晕、头痛，或伴有口渴、汗出、苔薄黄的风热上扰型患者。

　　□ **肝阳上亢型**

* 养血清脑颗粒
* 脑立清丸
* 全天麻胶囊
* 眩晕宁颗粒
* 清热明目茶
* 槐菊颗粒

原则：平肝潜阳、醒脑安神。

适用人群：眩晕耳鸣、头胀痛、面目潮红、急躁易怒、失眠多梦、口苦、舌红苔黄的肝阳上亢型患者。

　　□ **血虚头晕型**

* 养血清脑颗粒（血虚肝旺所致的头晕）
* 枸杞膏
* 脑心舒口服液
* 补肝丸
* 天麻祛风片
* 心脑欣胶囊

原则：养血祛风。

适用人群：眩晕、活动后加重、劳累后即发作，口唇、指甲不华，心悸心慌、失眠、饮食量少、舌质淡的血虚头晕型患者。

第12章
风湿及骨伤疾病用药 >>>

● 12.1　类风湿关节炎

1. 疾病概述

　　类风湿关节炎（RA）是一种以慢性侵蚀性关节炎为特征的全身性自身免疫病。类风湿关节炎的病变特点为滑膜炎，以及由此造成的关节软骨和骨质破坏，最终导致关节畸形。类风湿关节炎的发病原因尚不明确，一般认为与遗传、环境、感染等因素密切相关。

　　类风湿关节炎的临床表现多样，多数为缓慢隐匿起病，少数急性起病，发作与缓解交替出现。类风湿关节炎受累关节的症状表现为对称性、持续性关节肿胀和疼痛，常伴有晨僵。受累关节以近端指间关节、掌指关节、腕、肘和足趾关节最为多见；同时，颈椎、颞颌关节、胸锁和肩锁关节也可受累。

2. 治疗与用药原则

- 治疗的目的在于控制病情，改善关节功能和预后。
- 尽早应用抗风湿药物以控制关节炎症，避免出现不可修复的骨破坏，防止关节畸形和功能障碍。
- 常用于治疗类风湿关节炎的药物包括抗风湿药物（DMARD），如甲氨蝶呤、来氟米特、柳氮磺胺吡啶、雷公藤多苷。
- DMARD的选择和用法是依据患者的病程、病情活动度、影响预后的指标来决定。可以联合或单独应用，宜尽早使用。并定期根据疾病活动度的变化来调整药物。
- 非甾体抗炎药和糖皮质激素以控制关节肿痛症状为主，其作用是解除急性期疼痛和炎症，为对症或过渡期治疗药物。
- 免疫抑制剂属于疾病缓解抗风湿药物，可以阻止RA的病情发展，但无根治作用。

3. 药物治疗

● ● **口服药物治疗**

□ **非甾体抗炎药**
- 阿司匹林泡腾颗粒
- 布洛芬缓释胶囊、片
- 双氯芬酸钠缓释胶囊（英太青）
- 酮洛芬
- 芬布芬
- 萘普生
- 美洛昔康（莫可比、塞欧斯）
- 氯诺昔康（可塞风）
- 洛索洛芬钠片（乐松）
- 依托考昔（安康信）
- 塞来昔布（西乐葆）

□ **DMARD 类抗风湿药物**
- 金诺芬
- 来氟米特
- 柳氮磺胺吡啶
- 雷公藤总苷
- 甲氨蝶呤
- 环磷酰胺
- 硫唑嘌呤

□ **中成药**
- 正清风痛宁片
- 尪痹颗粒
- 寒湿痹颗粒
- 祛风舒筋丸
- 疏风痛定丸
- 通络开痹片
- 独一味胶囊
- 风湿马钱片
- 复方雪莲胶囊
- 人参再造丸

□ **药酒制剂**
- 塞隆风湿酒
- 风湿痛药酒

◉◉ **外用药物治疗**

  □ **西药外用制剂**
  - 双氯芬酸钠凝胶（英太青）、乳膏（扶他林）
  - 酮洛芬凝胶
  - 吡罗昔康凝胶
  - 吲哚美辛栓剂，贴剂

  □ **中药外用制剂**
  - 天和追风膏
  - 祖师麻膏药
  - 伤湿止痛膏
  - 铁打镇痛膏
  - 麝香壮骨膏
  - 关节止痛膏
  - 骨痛灵酊
  - 神农镇痛膏
  - 麝香镇痛膏
  - 一枝蒿伤祛痛膏

12.2 骨关节炎

1. 疾病概述

骨关节炎又称为骨关节病，是一种慢性关节疾病，其主要改变是关节软骨退行性病变及继发性骨质增生。根据发病因素分为原发性骨关节病和继发性骨关节病。

主要症状是关节疼痛，疼痛于活动时发生，休息后消失或好转。急性发作时，疼痛加剧，同时可有关节肿胀、关节僵硬、关节内磨擦音等。有的病人关节处于一定位置过久，或晨起下地，便感到关节疼痛，即所谓休息痛。此类病人逐渐活动关节一定时间后，疼痛消失，关节可感到松快。

2. 治疗与用药原则

• 治疗目的在于缓解疼痛，改善关节活动度和增加关节稳定性，减慢病变发展。

• 轻型患者，适当休息，加强劳动保护，减轻关节负荷，适当体育锻炼，加强肌力锻炼如膝部的股四头肌功能锻炼，髋部加强外展和伸肌肌力，以防止关节挛缩和加强关节稳定性。加以物理疗法，可缓解症状及延缓病情发展。

• 可选用1～2种非甾体类或抗风湿药物，加用活血去瘀的中药治疗，止痛效果好。

• 关节肿胀、疼痛重者可考虑局部封闭或关节腔内注射醋酸泼尼松，但要注意不要滥用，以免引起类固醇诱发之骨关节病。

3. 药物治疗

◉◉ **口服药物**

　□ **镇痛消炎药物**

• 布洛芬（芬必得缓释胶囊）

• 炎痛喜康

• 双氯芬酸钠（英太青缓释胶囊、扶他林肠溶片）

• 尼美舒利（美舒宁）

• 洛索洛芬（乐松）

• 美洛昔康（莫比可、塞欧斯）

　□ **软骨保护药**

• 玻璃酸钠

• 氨基葡萄糖胶囊、口服液

• 氨基葡糖软骨素胶囊

• 双醋瑞因

□ **中成药**
- 大活络丸
- 小活络丸
- 风湿骨痛片
- 抗骨增生片
- 壮骨关节丸

◎◎ **外用药物**
- 天和追风膏
- 骨通贴膏
- 骨友灵搽剂
- 通络祛痛膏
- 止痛透骨膏

12.3 软组织慢性损伤

1. 疾病概述

软组织慢性损伤是指肌肉、筋膜、肌腱、腱鞘、韧带关节囊和滑膜囊的慢性损伤，常见疾病有腰肌劳损、滑膜炎、肌腱炎、肩关节周围炎。

腰肌劳损为腰部肌肉及其附着点的筋膜、韧带甚至骨膜的慢性损伤性炎症，为腰痛的常见原因。大多数下背部疼痛属自限性，可自行缓解。

滑膜炎是关节附近出现的一种囊性肿物，病因尚不明确。肌腱炎是对肌腱任何炎症性疾病的统称。炎症可发生在肌腱内或发生在肌腱滑膜鞘。这两种疾病是导致机体软组织疼痛的最主要原因。

肩关节周围炎简称肩周炎，是肩周、肌腱、滑囊及关节囊的慢性损伤性炎症。肩周炎一般1年左右能自愈，但需配合治疗和功能锻炼，否则会遗留不同程度的功能障碍。

2. 治疗与用药原则

• 腰肌劳损治疗需要有数个压痛点，可在肌筋膜疼痛处注射利多卡因或合用糖皮质激素治疗，腰部疼痛明显时，可服用非甾体抗炎药、镇痛药和局部皮肤贴剂。

• 滑膜炎治疗，如果局部疼痛厉害，可局部囊内或腱鞘内激素封闭，配以适量1%利多卡因注射剂。一般情况口服非甾体抗炎药治疗急性炎症、症状炎症者。

• 肩周炎治疗可在痛点局部注射甲泼尼松醋酸酯，短期口服酮洛芬或其他非甾体抗炎药；或加服氯唑沙宗等，以松弛痉挛的肌肉。

3. 药物治疗

●● 口服药物

□ 非甾体类抗炎药

• 酮洛芬
• 布洛芬
• 双氯芬酸钠

□ 肌肉松弛剂

• 氯唑沙宗
• 乙哌立松（妙纳）
• 巴氯芬（枢芬、力奥来素）
• 苯丙氨酯（强筋松）
• 美索巴莫（舒筋灵）

□ **中成药**
- 三七片
- 七厘散
- 大七厘散
- 沈阳红药
- 跌打活血散
- 活血壮筋丸
- 云南白药胶囊
- 滑膜炎颗粒
- 颈复康颗粒
- 祛痹舒肩丸
- 伸筋丹胶囊
- 伸筋活络丸
- 跌打丸

□ **中药酒剂**
- 风湿痛药酒
- 舒筋定痛酒
- 颈痛灵药酒

●● **外用药物**
- 狗皮膏
- 跌打镇痛膏
- 云南白药膏
- 按摩乳
- 消伤痛搽剂
- 关节止痛膏
- 正红花油
- 正骨水
- 祛伤消肿酊
- 斧标驱风油

第13章
心血管疾病用药 >>>

● 13.1　高血压疾病

1. 疾病概述

●● 高血压定义

以体循环动脉血压增高为主要表现的一种临床综合征，高血压诊断标准为成人血压超过 140/90mmHg。

●● 高血压的病因

除了遗传因素外，国际公认的高血压发病的危险因素就是超重、高盐饮食以及中度以上饮酒，精神和工作压力过大等。

●● 高血压分型

按病因分类，分为原发性（90％）和继发性（10％）；按病程进展分类，分为缓进型、急进型高血压，还有高血压危象。

●● 高血压临床表现与并发症

□ 一般表现
- 多数原发性高血压属于缓进型，多见于中老年人。
- 无症状，体检时发现血压高。
- 头痛、头晕、心悸。
- 神经官能症状样。

□ 并发症
- 心脏：心衰、冠心病。
- 脑：高血压脑病、脑出血、脑梗死。
- 肾脏：肾功能损害。
- 视网膜：眼底出血、渗出和视盘水肿。

- 血管：动脉粥样硬化、主动脉夹层破裂。
●● 高血压分级

类别	收缩压（mmHg）	舒张压（mmHg）
正常血压	<120	<80
正常高值	120~139	80~89
高血压	≥140	≥90
1 级高血压（轻）	140~159	90~99
2 级高血压（中）	160~179	100~109
3 级高血压（重）	≥180	≥110
单纯收缩期高血压	≥140	<90

2. 治疗与用药原则

高血压病的治疗目的是最大限度降低心血管发病和死亡的总危险。

□ 降压目标

- 普通高血压患者：血压小于 140/90mmg。
- 年轻人或糖尿病及肾病患者：血压小于 130/80mmg。
- 老年人：血压<150/90mmHg。

□ 治疗原则

- 从低剂量开始治疗，逐步递增剂量。
- 最好使用每日给药一次而有持续 24 小时降压作用的长效降压药。
- 若患者对一种药效果不好，可加作用机制不同的另一种药。
- 用低剂量单药治疗疗效不理想时，可采用 2 种或 2 种以上药物联合治疗。
- 合并危险因素，血压在 120~139/80~89mmHg 的患者应尽早药物干预。
- 坚持长期治疗，不要频繁改变治疗方案，血压平稳控制 1 个月左右，再进行调整。

3. 药物治疗

□ 利尿药

- 噻嗪类：氢氯噻嗪、吲哒帕胺（寿比山）、吲哒帕胺缓释片（纳催离）
- 醛固酮受体拮抗药：螺内酯

推荐人群：没有合并症的高血压病人。

不适宜人群：痛风病人和妊娠妇女。

特点：作用缓和，应使用小剂量，并多和其他降压药物合用。

注意事项：

• 在开始治疗时，限制饮食中盐的摄入量可增加利尿药的降压作用，否则即使合用其他降压药物，血压也不容易下降。

• 氢氯噻嗪用量不要超过每日 25mg，否则不但降压效果不明显，反而不良反应越多。

• 长期使用氢氯噻嗪、寿比山时，可致低血钾，而长期服用螺内酯，可致高血钾，都应定期监测血钾。

• 吲哒帕胺是一强效、长效降压药，适用于轻中度高血压，伴有浮肿者更适宜，也适用于高脂血症。

□ **β受体阻滞药**

• 普萘洛尔（心得安）

• 美托洛尔（倍他乐克）

• 阿替洛尔（氨酰心安）

• 比索洛尔（博苏）

• 卡维地洛（金络）（第三代药物，多用于心力衰竭的治疗）

推荐人群：同时合并冠心病心绞痛或有心肌梗死病史的病人，心跳较快者。

不适宜人群：急性心力衰竭病人、支气管哮喘病人、心率低于 50 次/分钟的病人。

注意事项：

• 对于首次使用这类药物的患者应密切注意病人的心跳，出现心跳过于缓慢，心率低于 50 次/分钟，应采取适当处理。

• 最好不与利尿降压药合用。长期使用后不能突然停药，而应逐渐减量后再停用。

• 这类药物更多地运用于心绞痛、心律失常等，而用于高血压患者更多是联合用药，尽管也作为一线用药，但最好请患者咨询医生合理使用。

□ **钙通道拮抗药（CCB）**

• 二氢吡啶类

硝苯地平（心痛定短效，拜新同、欣然、伲福达）

尼群地平

氨氯地平（络活喜、安内真、兰迪、压氏达）

左旋氨氯地平（施慧达、玄宁）

非洛地平（波依定）

拉西地平（乐息平）

• 非二氢吡啶类：维拉帕米（异搏定）、地尔硫䓬（合心爽）

推荐人群：合并心绞痛、高脂血症、糖尿病、肾功肝功不良的患者，患脑血管或痛风病人也可使用。

不适宜人群：患过心肌梗死的患者、心力衰竭者、用药前基础心率较快者或其他原因导致心率过快的心律失常患者，最好不使用钙拮抗剂。

特点：这是一类作用较强的降压药物，主要通过扩张血管产生降压作用，另外它还可以改善冠状动脉的舒张和压缩功能，能够逆转高血压所致的左心室肥大。对于血压正常的病人，不会将血压降得更低。

注意事项：

• 这类药物的副作用较少，主要是扩张血管作用引起的，如头痛、面部潮红、踝部水肿、反射性心率加快，长期使用有便秘现象。

• 这类药物除了硝苯地平作用时间较短以外，都具有较长时间的降压作用。其降压作用多数强于硝苯地平。

• 此外，使用前请详细阅读说明书中的药代动力学、禁忌证、不良反应和使用的剂量。

□ **血管紧张素转换酶抑制剂（ACEI）和血管紧张素Ⅱ受体拮抗剂（ARB）**

ACEI 类代表药物：以普利结尾的药名

• 卡托普利（开博通）

• 依那普利（依苏）

• 贝那普利（洛汀新）

• 福辛普利钠片（蒙诺）

• 西拉普利（一平苏）

• 培哚普利（雅施达）

• 盐酸咪达普利片（达爽）

ARB 类代表药物：多以沙坦结尾的药名

• 氯沙坦（科素亚）（海捷亚——复方制剂）

• 缬沙坦（代文）

• 坎地沙坦（必洛斯）

• 厄贝沙坦片（安博维）

• 替米沙坦片（美卡素、洛格乐、赛卡）

推荐人群：动脉粥样硬化的病人、有蛋白尿的糖尿病病人，患心、肾病中的一种或同时患其中一种以上疾病的病人，应首选 ACEI 或 ARB 类。

不适宜人群：妊娠妇女、高血钾病人、双肾动脉狭窄的病人。

特点：

• 普利类的药物作用机制相同，仅在降压作用强弱、快慢、不良反应有差异，但都具有良好的降压效果，对并发症也具有良好的影响，是伴有糖尿病、左心室肥厚、左心功能障碍及心肌梗死的高血压患者的首选药物。首次用卡托普利可引起低血压，应从低剂量开始。依那普利作用比卡托普利强 10 倍，作用持久，而不良反应轻。

• 沙坦类药物的作用时间较长，其中替米沙坦的半衰期最长，达到 24 小时，服用简便，每天服用一次即可。氯沙坦具有促进尿酸排泄作用，对于合并轻度尿酸升高的病人可选用，而厄贝沙坦则没有，但降压作用强于氯沙坦。此类药物价格较贵，未患糖尿病的高血压病人，可选用其他类较便宜的药物。

注意事项：

• 常见副作用：刺激性干咳是 ACEI 类药物的一个常见并发症，如果出现顽固性干咳，可换用 ARB 类药物。

• ARB 可引起血管性水肿，既往有血管性水肿的病人，如再有进行性充血性心力衰竭、蛋白尿性肾病疾病时，应慎用 ARB 类药物。

□ **复方制剂或中成药**

• 复方利血平氨苯蝶啶片（北京降压 0 号）

• 复方利血平片（复方降压片）

• 复方罗布麻片

• 久强脑立清丸（同仁堂）

• 珍菊降压片

• 清脑降压片

• 牛黄降压丸

推荐人群：轻、中度高血压患者。

不适宜人群：

• 北京降压 0 号——活动性溃疡、溃疡性结肠炎、抑郁症、严重肾功能障碍者禁用。此外，含有利血平，具有镇静、安定作用，不宜推荐给司机和高空作业者。

• 复方罗布麻片——含有肼苯哒嗪、维生素 B_1、维生素 B_6、泛酸钙等，并含有利尿剂氢氯噻嗪、镇静药盐酸异丙嗪、氯氮䓬等，不宜推荐给司机和高空作业者。

• 复方降压片——胃及十二指肠溃疡患者禁用，因其所含利血平还具有镇静、安定作用，故不宜推荐给司机和高空作业者。

• 久强脑立清丸——孕妇及体弱虚寒者忌服。

• 珍菊降压片——含有可乐定，应注意。

• 清脑降压片——孕妇忌服。

• 牛黄降压丸——腹泻者忌服。

4. 联合用药与指导

□ **哪些患者需要联合用药**

• 绝大部分高血压Ⅱ级（160/100mmHg）以上患者。

• Ⅰ级高血压合并 3 项危险因素或已有靶器官损害或同时有糖尿病或伴有临床心血管病的高危、极高危患者。

• 老年高血压，收缩期高血压患者。

• 超过目标血压 20/10mmHg 的患者。

□ **高血压药之间的联用**

• 西药联用是指不同作用机制二三种降压药的联用，以选择长效、缓控释制剂为主，如一种利尿药和一种 ACEI 类药和一种 CCB 类药。

2007 年欧洲高血压治疗指南：高血压药物的联合使用

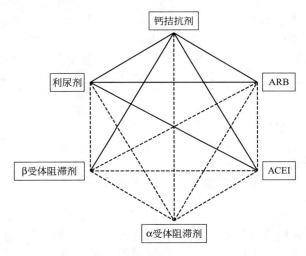

两种降压药的联合方案

ARB：血管紧张素受体拮抗剂；ACEI：血管
紧张素转换酶抑制剂。图中实线表示有临床试验证据，推荐使用；
虚线表示临床试验证据不足或必要时应慎用的组合

- 新型的固定组合复方制剂比原有的复方制剂更为合理和有效，这些产品分别是安博诺（厄贝沙坦＋氢氯噻嗪）、海捷亚（氯沙坦＋氢氯噻嗪）、复代文（缬沙坦＋氢氯噻嗪）、百普乐（培哚普利＋吲哒帕胺）等，既有不同作用机理对降压的协同作用，同时也使剂量依赖性不良反应最小化。

☐ **与非降压药联用**

降压西药与具有降压作用的非降压药物的联合治疗，如他汀类降血脂药、阿司匹林、镇静药和钙剂等。这些药物虽然不能直接降低血压，但可以使病人减少动脉粥样硬化、血管栓塞等高血压并发症，因而对于高血压的治疗有直接帮助。

☐ **用药指导**

- 高血压病是终生病，需长期坚持合理地服药，不可因血压一时正常就停止服药，当出现血压下降过猛时应按医生指导调整用量或更换制剂，并了解药物的副作用。
- 利尿剂长期服用可引起电解质紊乱，应定期复查电解质并注意补钾。
- 钙通道拮抗剂易致便秘，应配合使用通便剂。
- 血管紧张素转换酶抑制剂（如卡托普利、贝那普利）易致咳嗽，一旦出现症状应停药；此类药物饭后服用影响吸收，故应在餐前 1 小时服用。
- 许多降压药物均可引起体位性低血压，故在服药后卧床 2～3 小时，变换体位时动作应慢，站立时间不宜过久，如出现症状者应立即平卧，以免发生意外。

小贴士　高血压患者用药"十忌"

高血压病是中老年人常见疾病，合理使用降压药应注意以下几点：

一忌　擅自乱用药物。降压药有许多种，作用机制也不同。高血压患者的药物治疗应在医生和药师指导下，按病情轻重和个体差异分级进行。

二忌　不测血压，仅凭自我感受服药。一些患者无不适感时少服药，头晕不适就加大剂量。其实自觉症状与病情轻重并不完全一致，血压过低也会出现头晕不适，若继续服药很危险，加量服用更危险。应定时测量血压，据此调整剂量。

三忌　单一用药。除轻型高血压外，尽量不要单一用药。联合用药可产生协同作用，减少每种药物剂量，减轻药物不良反应。

四忌　降压过快、过低。短期降压幅度最好不要超过原血压的20%，若血压降得过快或过低，会使患者感到头晕、乏力，还可诱发脑血栓等严重后果。

五忌　间断服降压药。血压升高就服药，血压降低就停药，这种观点非常错误。血压控制好了，是药物作用的结果，但导致血压异常的身体因素仍然存在，所以一旦确诊为高血压，就需长期服药。

六忌　无症状不服药。约50%的高血压患者没有症状，等有了症状才吃药，可能已经很危险了。高血压患者血压控制稳定的，每周监测两次；血压尚未控制稳定的，每天都要测量。

七忌　频繁换药。高血压患者如果血压偶尔波动，建议临时再加用一些降压药，但不推荐反复换药，每一种药物起到稳定的降压作用都需一定时间。此外，降压药物若没有明显副作用且血压控制满意，可长期使用，没必要更换，否则机体易产生耐药性。

八忌　临睡前服药。降压药物的使用时间应根据血压动态监测结果决定，如果是夜间血压高，应该晚上吃；如果是白天血压高，应该早上吃；如果是凌晨血压高，应该使用长效制剂。绝大多数患者是白天血压高，如果不恰当地晚上用药，反而容易引起低血压、器官供血不足，甚至诱发脑血栓、心绞痛、心肌梗死等。

九忌　单纯依赖降压药物。高血压的病因较多，治疗需要采取综合性措施。除药物治疗外，还要注意劳逸结合、低盐低脂饮食、适当活动、避免情绪激动、保证充足睡眠、控制体重等。

十忌　不降压达"标"治疗。血压越高，心脑血管事件发生率就越高。一般高血压患者要求降至 130/80mmHg 以下；老年人可控制在 140/90mmHg 以下；出现蛋白尿者，血压要低于 125/75mmHg。

● 13.2 血脂异常

1. 疾病概述

　　血脂异常通常指血浆中胆固醇（TC）和（或）甘油三酯（TG）升高，俗称血脂异常。实际上血脂异常也泛指包括低/高密度脂蛋白胆固醇血症在内的各种血脂异常。血脂异常是心脑血管病发病的危险因素。研究结果表明，减低血浆胆固醇可降低冠心病、脑卒中事件发生的危险性。

　　血脂异常的临床分型：

分型	TC	TG	HDL-C
高胆固醇血症	增高		
高甘油三酯血症		增高	
混合型高脂血症	增高	增高	
低高密度脂蛋白血症			降低

　　血脂指标：

指标	合适范围	边缘升高	升高
总胆固醇（TC）	<5.18mmol/L（200mg/dl）	5.18～6.12mmol/L（200～239mg/dl）	≥6.22mmol/L（240mg/dl）
甘油三酯（TG）	<1.70mmol/L（150mg/dl）	1.70～2.25mmol/L（150～199mg/dl）	≥2.26mmol/L（200mg/dl）
高密度脂蛋白胆固醇（HDL-C）	<1.04mmol/L（40mg/dl）		≥1.55mmol/L（60mg/dl）
低密度脂蛋白胆固醇（LDL-C）	<3.37mmol/L（130mg/dl）	3.37～4.12mmol/L（130～159mg/dl）	≥4.14mmol/L（160mg/dl）

2. 治疗与用药原则

● 由于血脂异常与饮食和生活方式有密切关系，所以饮食治疗和改善生活方式是血脂异常治疗的基础措施。无论是否进行药物调脂治疗都必须坚持控制饮食和改善生活方式。

● 在决定采用药物进行调脂治疗时，需要全面了解患者患冠心病及伴随的危险因素情况。

● 在进行调脂治疗时，应将降低 LDL-C 作为首要目标。

● 临床上在决定开始药物调脂治疗以及拟定达到的目标值时，需要考虑患者是否同时并存其他冠心病的主要危险因素（即除 LDL-C 以外的危险因素）。

● 根据患者的心血管疾病和等危症、心血管危险因素、血脂水平来决定是否需要进行降脂治疗，如需用药，先判定治疗的目标值。

● 根据患者血中 LDL-C 或 TC 的水平与目标值间的差距，考虑单用一种他汀类药物的标准剂量是否可以达到治疗要求，如可能，按不同他汀类药物的特点（作用强度、安全性和药物相互作用）及患者的具体条件选择合适的他汀类药物。

● 降脂药物治疗需要个体化，治疗期间必须监测安全性。依据患者的心血管病状况和血脂水平选择药物和起始剂量。在药物治疗时，必须监测不良反应，主要是定期检测肝功能和血清肌酸磷酸激酶。

● 在用药过程中应询问患者是否有肌痛、肌压痛、肌无力、乏力和发热等症状，血清肌酸磷酸激酶明显升高应停药。用药期间如有其他可能引起肌溶解的急性或严重情况，如败血症、创伤、大手术、低血压和抽搐等，应暂停给药。

3. 药物治疗

□ 他汀类
● 辛伐他汀片（舒降之，塞瓦停）
● 阿托伐他汀钙片（立普妥，阿乐）
● 普伐他汀钠片（普拉固）
● 氟伐他汀（来适可）
● 瑞舒伐他汀（可定）
● 洛伐他汀（美降脂，脉温宁）

□ 贝丁酸类
● 非诺贝特（力平之）
● 苯扎贝特（必降脂）
● 吉非贝齐（吉非罗齐，诺衡）

□ 烟酸类
● 烟酸
● 阿昔莫司（乐脂平）
● 维生素 E 烟酸酯

□ 胆酸螯合剂
● 考来烯胺散剂（消胆胺）
● 考来替泊散剂

□ 选择性胆固醇吸收抑制剂
● 依折麦布（益适纯）

□ 其他药物
● 血脂康胶囊
● 普罗布考

- 烟酸肌醇酯
- ω3 脂肪酸（多烯康软胶囊）
- 多烯酸乙酯
- 硫酸软骨素 A
- 藻酸双酯钠
- 弹性酶

13.3 动脉粥样硬化

1. 疾病概述

动脉粥样硬化是动脉硬化的血管病中最常见、最重要的一种。其特点是动脉管壁增厚变硬、失去弹性和管腔缩小，由于在动脉内膜上积聚的脂质外观呈黄色粥样，因此称为动脉粥样硬化。

动脉粥样硬化主要累及大中型动脉，其临床表现主要以受累器官的病象为主。主动脉粥样硬化最主要的后果是形成主动脉瘤，以发生在肾动脉开口以下的腹主动脉处为最多见，其次在主动脉弓和降主动脉。

而冠状动脉粥样硬化则使血管腔狭窄或阻塞，或（和）因冠状动脉功能性改变（痉挛）导致心肌缺血缺氧或坏死而引起心脏病。冠状动脉粥样硬化性心脏病是动脉粥样硬化导致器官病变的最常见类型，也是严重危害人类健康的常见病。

2. 治疗与用药原则

• 控制膳食总热量，以维持正常体重为度，40 岁以上者尤应预防发胖。

• 已确诊有冠状动脉粥样硬化者，尽量控油限盐，以免诱发心绞痛或心肌梗死。尤其是合并有高血压或心力衰竭者。

• 积极控制与本病有关的一些危险因素，包括高血压、糖尿病、高脂血症、肥胖症等。

• 血脂异常的患者，经上述饮食调节和注意进行体力活动 3 个月后，未达到目标水平者，应选用以他汀类降低 TC 和 LDL-C 为主的调脂药，其他药物有贝特类、烟酸类、胆酸螯合剂、不饱和脂肪酸等。

• 可选用抗血小板黏附和聚集的药物防止血栓形成，最常用者为阿司匹林。

• 针对缺血症状的相应治疗，如心绞痛时应用血管扩张剂及 β 受体拮抗剂等。

3. 药物治疗

□ 他汀类降脂药

• 辛伐他汀片（舒降之，塞瓦停）
• 阿托伐他汀钙片（立普妥，阿乐）
• 普伐他汀钠片（普拉固）
• 氟伐他汀（来适可）
• 瑞舒伐他汀（可定）
• 洛伐他汀（美降脂，脉温宁）

□ **贝丁酸类降脂药**
- 非诺贝特（力平之）
- 苯扎贝特（必降脂）
- 吉非贝齐（吉非罗齐，诺衡）

□ **胆酸螯合剂**
- 考来烯胺散剂（消胆胺）
- 考来替泊散剂

□ **选择性胆固醇吸收抑制剂**
- 依折麦布（益适纯）

□ **其他类降脂药**
- 烟酸
- 阿昔莫司（乐脂平）
- 维生素 E 烟酸酯
- 血脂康胶囊
- 普罗布考
- 烟酸肌醇酯
- ω3 脂肪酸（多烯康）
- 硫酸软骨素 A
- 藻酸双酯钠
- 弹性酶

□ **抗凝血剂**
- 阿司匹林肠溶片
- 氯吡格雷片
- 华法林片

第14章

内分泌系统疾病用药 ▶▶▶

● 14.1 甲状腺功能亢进症

1. 疾病概述

血循环中的甲状腺激素过多而引起以神经、循环、消化等系统兴奋性增高和代谢亢进为主要表现的一组临床综合征，也称甲状腺毒症。由于甲状腺腺体本身功能亢进，合成和分泌甲状腺激素增加所致的甲状腺毒症称为甲状腺功能亢进。多见于中青年女性。Graves眼病（突眼）是本病的表现之一。

临床表现主要由循环中甲状腺激素过多引起，其症状为易激动、烦躁失眠、心悸、乏力、怕热、多汗、消瘦、食欲亢进、大便次数增多或腹泻，女性月经稀少。体检大多数患者有程度不等的甲状腺肿大，为弥漫性，质地中等，无压痛。部分患者有突眼症。少数老年患者高代谢症状不典型，而近表现为乏力、心悸、厌食、抑郁、嗜睡、体重明显减轻，称为"淡漠型甲状腺功能亢进"。

甲状腺功能检查血 T_3、T_4、FT_3、FT_4 增高，TSH❶ 降低（一般$<0.1mU/L$）。甲状腺摄碘功能试验 ^{131}I 摄取率增高，摄取高峰前移。B超检查提示甲状腺弥漫性肿大，血供增多；部分患者甲状腺内可发现结节。

2. 治疗与用药原则

• 一般治疗：注意休息，补充足够热量和营养，如糖、蛋白质和 B 族维生素，失眠较

---

❶ TSH——促甲状腺激素，成人正常值为 $0.3\sim4.8mU/L$。

　T₃——三碘甲腺原氨酸。

　T₄——甲状腺素。

　FT₃——血清游离三碘甲腺原氨酸。

　FT₄——血清游离甲状腺素。

重者可给予镇静安眠剂，心悸明显者给予 β 受体阻滞剂。

• 针对性治疗主要采用抗甲状腺药物治疗，碘 131 以及甲状腺功能亢进控制后行甲状腺次全切除手术。

3. 药物治疗

☐ **抗甲状腺药物**
• 丙硫氧嘧啶
• 甲硫氧嘧啶
• 甲巯咪唑
• 卡比马唑

☐ **131I 治疗**
• 放射性碘 131

☐ **碘剂**
• 碘和碘化合物

☐ **β 受体阻滞剂**
• 阿替洛尔
• 美托洛尔

14.2　甲状腺功能减退症

1. 疾病概述

　　甲状腺功能减退症是由于甲状腺素合成和分泌减少或组织利用不足导致的全身代谢减低综合征。普通人群的发病率约 1.0%（女性较男性多见），随年龄增加而上升。

　　本病发病隐匿，病程较长，可缺乏特异症状和体征，临床表现以代谢率减低和交感神经兴奋性下降为主。病情轻的早期患者可以没有特异症状，但典型患者会出现畏寒、乏力、手足肿胀感、嗜睡、记忆力减退、少汗、关节疼痛、体重增加、便秘、女性月经紊乱或者月经过多等。

2. 治疗与用药原则

- 临床甲减症状和体征消失，TSH、$TT_4$❶、FT_4 值维持在正常范围内。
- 继发于下丘脑和垂体的甲减，不能把 TSH 作为治疗指标，而是把血清 TT_4、FT_4 达到正常范围作为治疗的目标。
- 甲状腺功能减退症的治疗主要是甲状腺激素的补充或替代治疗，多数患者为终身替代。

3. 药物治疗

- 左甲状腺素钠
- 甲状腺片
- 碘塞罗宁

---

❶ TT_4——血清总甲状腺素。

14.3 糖尿病

1. 疾病概述

◉◉ **糖尿病定义**

是由多种病因引起的以长期血葡萄糖（简称血糖）水平增高为特征的临床综合征。

◉◉ **糖尿病的分型与种类**

（1）Ⅰ型糖尿病：胰岛β细胞破坏，使胰岛素分泌绝对不足。

（2）Ⅱ型糖尿病：胰岛素分泌异常和靶组织对胰岛素敏感性降低。

（3）妊娠期糖尿病：妊娠期才发现或才被诊断的糖尿病或糖耐量异常。

（4）其他特殊类型糖尿病：胰岛细胞功能的遗传缺陷，内分泌系统疾病感染、药物或化学物质等引起。

◉◉ **糖尿病的临床表现**

（1）代谢紊乱：由于胰岛素分泌或和作用缺陷导致糖代谢紊乱，以及蛋白质和脂肪代谢异常。表现出"三多一少"即多尿、多饮、多食、体重减轻。

（2）餐前低血糖，餐前饥饿难忍，为胰岛素分泌迟缓所致。

（3）皮肤瘙痒及感染：高血糖刺激和局部刺激的结果。

（4）视力下降：主要原因为血糖波动造成的屈光不正、白内障和视网膜病变。

（5）并发症：久病者可引起多系统损害，如眼、肾、神经、血管等慢性进行性病变，严重时可出现急性代谢紊乱，如糖尿病酮症酸中毒、高渗性昏迷等。

◉◉ **WHO 推荐的血糖控制良好的标准**

（1）空腹血糖（FPG）≤6.1mmol/L。

（2）餐后血糖（PPG）≤8.0mmol/L。

（3）老年糖尿病患者一般要求空腹血糖（FPG）≤7.0mmol/L，餐后血糖（PPG）≤10.0mmol/L。

2. 治疗与用药原则

◉◉ **治疗原则**

• 糖尿病的教育与心理治疗。其主要目的是让糖尿病患者真正懂得糖尿病，知道如何对待和处理糖尿病。

• 糖尿病的饮食治疗与辅导。使糖尿病患者做到合理的饮食结构，为其他治疗手段奠定基础。

• 糖尿病的运动治疗。让患者长期坚持适量的体育锻炼，保持血糖水平的正常和身体的健康。

- 糖尿病的药物治疗。在单纯饮食及运动治疗不能使血糖维持基本正常水平时，适当选用口服降糖药或胰岛素，并根据临床需要，服用降压、调脂及其他药物，使患者维持全面正常的状态。

- 糖尿病的病情监测，使患者定期得到血、尿各项指标，心电图以及眼底检查，以期仔细了解病情，指导治疗。

◉◉ 合理选择药物原则

- 根据病型选择药物，Ⅰ型糖尿病患者只能用双胍类、葡萄糖苷酶抑制剂或者噻唑二酮类 3 种降糖药，而Ⅱ型糖尿病患者所有降糖药均可以服用。

- 根据血糖高低挑选药物，血糖较高的用较强或者作用时间较长的降糖药物，反之则用作用比较平和的药物。

- 根据患者的胖瘦程度选择，较胖的人首选双胍类、葡萄糖苷酶抑制剂或者噻唑二酮类降糖药，偏瘦者首选磺脲类。

- 依据患者年龄选择，年长者在服用作用较强、较长或者降糖灵等药物时需加小心。

- 留心患者的肝肾功能状态，肝肾功能不好的患者在用强效或长效降糖药时要留心，而且最好不要用降糖灵。

◉◉ 如何选用降糖药物

- 临床选用抗糖尿病药物要合理，Ⅰ型糖尿病患者于确诊后应立即应用以胰岛素为主的治疗，同时予以饮食疗法，口服药仅作为辅助治疗。Ⅱ型糖尿病患者于确诊后如无急性感染大手术前应先予以饮食治疗，特别是超重或肥胖患者在病情允许下尚应鼓励开展体育运动，经过 1 个月的观察和复查，如血糖仍未达到控制目标时才考虑加用抗糖尿病口服药，必要时注射胰岛素。

- 早期轻中度Ⅱ型患者临床少有或无症状，常伴有肥胖，一般仅有餐后高血糖或空腹高血糖，这类患者胰岛素分泌功能尚无障碍或障碍轻微，主要是呈现胰岛素抵抗，首选药物宜为二甲双胍或阿卡波糖。

- 中度患者除胰岛素抵抗外已有一定的胰岛素分泌障碍，空腹血糖常超过 10mmol/L，足量二甲双胍或（和）阿卡波糖不能满意控制高血糖时，可以联合应用磺酰脲类药中的一种。

- 重度患者已有明显的胰岛素分泌障碍，常伴有消瘦，葡萄糖刺激后的胰岛素或 C-肽反应性低或无尽量的磺酰脲类和双胍类或阿卡波糖的联用仍不能使血糖控制达标时，需在口服药基础上加用小剂量（12～20U/天）中效胰岛素，于睡前或早餐前使用。

- 在控制高血糖时，虽应避免出现高胰岛素血症，然而当口服药不能达到控制目标时，应以消除高血糖症的毒性作用为重，及时应用胰岛素以免延误病情。

3. 药物治疗

◉◉ 糖尿病药物分两大类

- 刺激胰岛素分泌：磺脲类与苯甲酸衍生物。
- 不刺激胰岛素分泌：双胍类，葡萄糖苷酶抑制药，噻唑烷二酮。

□ 磺脲类

主要作用是刺激胰岛素释放，使身体产生足够的胰岛素，以利于血糖下降。所以磺脲类药物的适用对象应该是血糖比较高、节制饮食和从事运动未能控制，但还有潜在胰岛素分泌能力的Ⅱ型糖尿病患者，且无严重的并发症。

• 甲磺丁脲：短效降糖药（较少使用）。

• 格列苯脲（优降糖）：降糖作用甚强，易产生低血糖反应，对老年Ⅱ型糖尿病患者，宜从小剂量开始或选用其他时效较短的磺酰脲类药物（较少单独使用，复方制剂常含此成分）。

• 格列齐特（达美康）：可减轻血小板黏附及凝集，并有纤维蛋白活性，进食不影响其吸收速度和吸收量。

• 格列喹酮（糖适平）：糖尿病合并轻至中度肾功能减退者使用本品较其他磺酰脲类为宜，重度肾功能不全者仍采用胰岛素。本品吸收较快，最高药效时间与进餐后血糖升高高峰时间较一致，因此引发下餐前低血糖反应的机会少。

• 格列吡嗪（美吡达，迪沙片）：胃肠吸收较快，最高药效时间与进餐后血糖升高高峰时间较一致，因此引发下餐前低血糖反应的机会少，半衰期短，引起严重持久的低血糖危险性在磺酰脲类药物中较小。控释片（瑞易宁），每天一次，早餐前服用即可。服用时需整片吞服，不可嚼碎。

• 格列美脲（亚莫利）：较少引起严重低血糖，可能因本品与磺酰脲受体结合及解离的速度皆较格列苯脲快。空腹或进食时服用对吸收无明显影响。每日一次，早餐前服用即可。

推荐人群：用于治疗轻、中度Ⅱ型糖尿病患者，其胰岛B细胞有一定的分泌胰岛素功能。

不适宜人群：孕哺期妇女；Ⅰ型糖尿病；Ⅱ型糖尿病患者伴有酮症酸中毒、昏迷、严重烧伤、感染、外伤等；肝肾功能不全者；对磺胺药过敏者；白细胞减少者。

特点：该类药物还有增加食欲和体重的可能，适用于体重较轻的病人。

注意事项：用药期间应定期检测血糖、尿糖、尿酮体、尿蛋白和肝肾功能、血象等检查。磺酰脲类可增加食欲和体重，肥胖患者使用时应注意体重及血糖的检测。

□ 苯甲酸衍生物类

主要作用是刺激胰岛素释放，但它的结构及作用部位与磺脲类药物不同，适用对象主要为不胖的、有潜在胰岛素分泌能力但对磺脲类药效不佳者。

• 瑞格列奈（诺和龙）：用于Ⅱ型糖尿病、老年糖尿病患者，并适用于糖尿病肾病患者。与二甲双胍合用会增加发生低血糖的危险。

• 那格列奈（唐力）：用于Ⅱ型糖尿病，患者的胰岛β细胞仍具有一定量的胰岛素功能，可与其他非磺酰脲类药物合用。

推荐人群：用于Ⅱ型糖尿病、老年糖尿病患者。

不适宜人群：有明显肝肾功能损害者；孕妇、乳母、12岁以下儿童。

特点：适用于不胖、有潜在胰岛分泌能力但对磺脲类药效不佳者。

注意事项：与其他口服降糖药联合治疗时，会增加发生低血糖的机会。

□ **双胍类降糖药**

其作用是加强胰岛素的敏感性及其他一些效应，抑制食欲及身体对葡萄糖的吸收，减少肝脏输出葡萄糖的能力，加强身体对胰岛素的敏感性。

• 二甲双胍（格华止）：能促进脂肪组织摄取葡萄糖，增加对糖的利用，抑制对糖的吸收。本品不但有降糖作用，还有减轻体重和高胰岛素血症的效果。对磺酰脲类疗效较差的患者可奏效，如与磺酰脲类合用，有协同作用。

推荐人群：10 岁以上不伴有酮症或酮症酸中毒的 I 型糖尿病患者，肥胖的 II 型糖尿病患者，单纯饮食控制不满意者，本品作为首选。

不适宜人群：孕哺期妇女；II 型糖尿病伴有酮症酸中毒、非酮症高渗性昏迷等急性代谢紊乱时，肝肾功能不全、急性心肌梗死、心力衰竭、严重感染和外伤；糖尿病合并严重的慢性并发症；严重心、肺疾病患者。

特点：本品可餐前即刻服用，若有肠道不适可餐中或餐后服用。

注意事项：用药期间要经常检查空腹血糖、糖化血红蛋白、糖化血清蛋白及尿酮体，定期测血肌酐、血乳酸浓度。

□ **葡萄糖苷酶抑制药**

葡萄糖苷酶抑制药的结构类似于葡萄糖，能和葡萄糖抢夺受体，这类药结合葡萄糖苷酶后，后者就不能再分解糖原了，结果延缓了糖类的吸收。

• 阿卡波糖（拜糖平和卡博平）：用于 I 型和 II 型糖尿病患者。主要副作用为胃肠道反应。

• 伏格列波糖（倍欣）：竞争性阻断在小肠黏膜微绒毛膜表面的麦芽糖和蔗糖酶等双糖水解酶的活性，结果使摄入的多糖、寡糖和双糖无法消化转化为葡萄糖、果糖等单糖，从而抑制血糖水平提高。

推荐人群：经饮食和锻炼血糖仍不能控制的 II 型糖尿病，且无急性并发症，如感染、创伤、酮症酸中毒、高糖高渗性昏迷、妊娠等情况；对血糖不稳的 I 型糖尿病，与胰岛素合用，可减少胰岛素用量。

不适宜人群：18 岁以下的患者；妊娠期妇女；有明显消化和吸收障碍的慢性胃肠功能紊乱的患者；患有可因肠胀气而恶化的疾患（如严重的疝、肠梗阻和肠溃疡）；肾功能损害者，血肌酐超过 2mg/dl。

特点：葡萄糖苷酶抑制药使病人的餐后糖分吸收缓慢，不出现血糖高峰，故可降低餐后血糖，适用于各类型糖尿病，特别是餐后血糖较高者。

注意事项：本品单独使用不会引起低血糖，但是与磺酰脲类降糖药、二甲双胍或胰岛素合用时可能引起低血糖。

□ **噻唑烷二酮类**

此类药不刺激胰岛素的分泌，但能从多种角度增强胰岛素的敏感性。

• 罗格列酮（文迪雅）：用于经饮食控制和锻炼效果仍不满意的 II 型糖尿病患者。也可与磺脲类或双胍类合用治疗单用时血糖控制不佳者。

• 吡格列酮（艾汀，瑞彤）：用于 II 型糖尿病患者。也可与磺脲类或双胍类合用。

推荐人群：II 型糖尿病患者。

不适宜人群：对本品过敏者；心功能不全者；18 岁以下少年儿童、孕妇及哺乳期妇女。

特点：此类药不刺激胰岛素的分泌，但能从多种角度增强胰岛素的敏感性。该药可提高骨骼肌、肝脏、脂肪组织细胞的敏感性而直接减轻胰岛素抵抗。

注意事项：供仍具有内生胰岛素分泌功能的患者服用，不可用于 I 型糖尿病患者。

4．如何联合用药

五大类口服降糖药虽然作用机制、特点各不相同，但完全可以联合使用。原则上讲，任何一种口服降糖药中的一种均可与另一类口服降糖药中的一种合用。此外，任何一类口服降糖药也均可与胰岛素合用。但是，同类降糖药不宜合用，否则增加的不是降糖效果，而是副作用。在选择口服降糖药时，还应根据患者的具体情况，进行综合考虑。

5．糖尿病的非药物治疗

- 少量多餐，每日多于三餐。
- 高纤维素饮食，多食玉米、高粱等富含维生素食品。
- 清淡饮食，减少脂肪的摄入量。
- 情绪稳定、坚持运动、减轻体重。
- 戒烟，限酒。

6．用药指导

- 糖尿病是终生病，需长期坚持合理地服药，并了解药物的副作用。
- 糖尿病患者必须长期服药，不可因血糖一时正常就停止服药，当出现血糖下降过猛时应及时补充葡萄糖并及时就医。
- 让患者了解药物只有结合饮食才能发挥效用，因此要避免不规律的饮食。
- 掌握各种药物的用药时间：

胰岛素在餐前 15～30 分钟注射；

磺脲类降糖药在餐前半小时服；

双胍类降糖药在餐后或餐中服；

α-糖苷酶抑制剂在进第一口食物时嚼碎服；

胰岛素促泌剂应在餐前即刻口服；

还应注意控释片不能掰开服用，如瑞易宁。

- 如果进餐后忘记服药或注射胰岛素，千万不要在进餐后补服或注射，以免发生低血糖。
- 已经服药或注射胰岛素，若进餐时间延后，可在原定进餐时间加餐，但进餐时应减少主食量。

14.4 痛风

1. 疾病概述

痛风是嘌呤代谢异常所致的一组疾病，其特征是尿酸盐结晶在关节或其他结缔组织中沉淀，临床表现包括急性或慢性痛风性关节炎、痛风性肾病、尿酸性肾结石、痛风石和高尿酸血症。

痛风依病因不同可分为原发性和继发性两大类。原发性痛风指在排除其他疾病的基础上，由于先天性嘌呤代谢紊乱和（或）尿酸排泄障碍所引起；继发性痛风指继发于肾脏疾病或某些药物所致尿酸排泄减少、骨髓增生性疾病及肿瘤化疗所致尿酸生成增多等。

痛风最重要的生化基础是高尿酸血症。正常成人每日约产生尿酸 750mg，其中 80% 为内源性，20% 为外源性尿酸。痛风多见于中年男性，女性仅占 5%，主要是绝经后女性，痛风发生有年轻化趋势。

受累关节及周围组织红、肿、热、痛和功能受限。多于数天或 2 周内自行缓解。首次发作多侵犯单关节，50% 以上发生在第一跖趾关节，在以后的病程中，90% 患者累及该部位，可同时累及多个关节，表现为多关节炎。部分患者可有发热、寒战、头痛、心悸和恶心等全身症状，可伴有白细胞升高、红细胞沉降率增快和 C-反应蛋白增高等。

2. 治疗与用药原则

- 尽早治疗，防止迁延不愈。
- 应及早、足量使用以下药物，见效后逐渐减停。急性发作期不开始降尿酸治疗，已服用降尿酸药物者发作时不需停用，以免引起血尿酸波动，延长发作时间或引起转移性发作。
- 纠正高尿酸血症，预防尿酸盐沉积造成的关节破坏及肾脏损害。
- 进低嘌呤低能量饮食，保持合理体重，戒酒，多饮水，每日饮水 2000ml 以上。
- 卧床休息，抬高患肢，冷敷，疼痛缓解 72 小时后方可恢复活动。
- 非甾体抗炎药均可有效缓解急性痛风症状，为一线用药。
- 秋水仙碱是治疗急性发作的传统药物，一般首次剂量 1mg，1 小时后给予 0.5mg，12 小时后根据需要可给予 0.5mg，每日三次。服用秋水仙碱时，尽量多喝水，以助于排尿酸。
- 选用别嘌呤醇（也称别嘌醇），同时均应碱化尿液并保持尿量。
- 慎用影响尿酸排泄的药物如某些利尿剂和小剂量阿司匹林等。防治伴发病如高血压、糖尿病和冠心病等。

3. 药物治疗

◎◎ **急性期用药**
- 双氯芬酸钠缓释胶囊
- 布洛芬缓释胶囊
- 秋水仙碱
- 泼尼松

◎◎ **间歇期和慢性期用药**
    □ **抑制尿酸生成药**
- 别嘌呤醇
    □ **促尿酸排泄药**
- 丙磺舒
- 苯溴马隆
    □ **新型降尿酸药**
- 奥昔嘌醇
- 非布索坦
- 尿酸酶
    □ **碱性药物**
- 碳酸氢钠片
- 枸橼酸钾钠合剂

14.5 骨质疏松症

1. 疾病概述

骨质疏松症是一种代谢性疾病，表现为骨密度降低，骨间质微结构破坏，矿物质减少。发病多缓慢，以骨骼痛疼、易于骨折为特征。生化检查基本正常。90%老年骨折患者与骨质疏松症有关。

骨质疏松症分为原发性和继发性两大类。原发性骨质疏松症又分为绝经后骨质疏松症（Ⅰ型）、老年性骨质疏松症（Ⅱ型）和特发性骨质疏松（包括青少年型）三种。绝经后骨质疏松症一般发生在妇女绝经后 5～10 年内；老年性骨质疏松症一般指老人 70 岁后发生的骨质疏松；而特发性骨质疏松主要发生在青少年，病因尚不明。

2. 治疗与用药原则

• 补充钙和维生素 D_3，建议绝经后妇女每日摄入 1000～1500mg 元素钙，400～800U 维生素 D_3，枸橼酸钙最易吸收，也可防止肾脏结石。

• 只要符合骨质疏松症诊断标准，应接受药物治疗，常用的药物有 5 类。双膦酸盐类是骨质疏松症的一线药物，如阿伦磷酸钠、利塞膦酸钠等。

• 雌激素替代疗法可用于有绝经期症状的患者，但不能作为一线用药，只能短期使用选择型雌激素受体调节剂。

3. 药物治疗

□ **钙剂**
• 碳酸钙（钙尔奇 D）
• 枸橼酸钙
• 复方氨基螯合钙胶囊

□ **维生素 D 及其衍生物**
• 维生素 D_3
• 骨化三醇（罗盖全）
• 阿法骨化醇

□ **双膦酸盐**
• 阿伦磷酸钠
• 利塞膦酸钠
• 氯曲膦酸钠

□ **选择性雌激素调节剂**
- 他莫昔芬
- 雷洛昔芬
- 屈洛昔芬

◉◉ **中成药**
- 仙灵骨葆胶囊
- 骨松宝颗粒
- 肾骨胶囊
- 骨舒康颗粒

第15章
外科疾病用药 ▶▶▶

● 15.1 烫伤

1. 疾病概述

热液、热气或刺激性化学药品引起的皮肤或肌肉的损伤。水火烫伤烧伤是指燃烧物及灼热的液体、固体、气体以及电流等直接作用于人体，引起肌肤烫伤或烧伤，甚至火毒内攻脏腑，常伴潮红水肿，表面大量渗出，以伤处红肿灼痛、起泡、结焦痂为主要表现的损伤类疾病。

根据烫伤程度分类烫伤，具体如下。

• 一度伤：烫伤只损伤皮肤表层，局部轻度红肿、无水泡、疼痛明显，应立即脱去衣袜后，将创面放入冷水中浸洗半小时，再用麻油、菜油涂擦创面。

• 二度伤：烫伤是真皮损伤，局部红肿疼痛，有大小不等的水泡，大水泡可用消毒针刺破水泡边缘放水，涂上烫伤膏后包扎，松紧要适度。

• 三度伤：烫伤是皮下，脂肪、肌肉、骨骼都有损伤，并呈灰或红褐色，此时应用干净布包住创面及时送往医院。切不可在创面上涂紫药水或膏类药物，以免影响病情观察与处理。

2. 治疗与用药原则

●● 烫伤后的急救处理

• 采取"冷散热"的措施，在水龙头下用冷水持续冲洗伤部，或将伤处置于盛冷水的容器中浸泡，持续30分钟，以脱离冷源后疼痛已显著减轻为准。这样可以使伤处迅速、彻底地散热，使皮肤血管收缩，减少渗出与水肿，缓解疼痛，减少水泡形成，防止创面形成疤痕。这是烧烫伤后最佳的、也是最可行的治疗方案。

• 将覆盖在伤处的衣裤剪开，以避免使皮肤的烫伤变重。

• 创面不要用红药水、紫药水等有色药液，以免影响医生对烫伤深度的判断，也不要用碱面、酱油、牙膏等乱敷，以免造成感染。

• 水泡可在低位用消毒针头刺破，转运时创面应以消毒敷料或干净衣被遮盖保护。

• 值得注意的是：烫伤发生后，千万不要揉搓、按摩、挤压烫伤的皮肤，也不要急着用毛巾拭擦。

• 对一度烧烫伤患者，应立即将伤处浸在凉水中进行"冷却治疗"，如有冰块，把冰块敷于伤处效果更佳。"冷却"30分钟左右就能完全止痛。随后用鸡蛋清或万花油或烫伤膏涂于烫伤部位，这样只需3～5天便可自愈。

• 对于二度烧烫伤患者，经"冷却治疗"一定时间后，仍疼痛难受，且伤处长起了水泡。这时不要弄破水泡，要迅速到医院治疗。治疗以抗感染、止痛、促进上皮组织愈合为主。常规清创后，用碘伏棉球消毒创面及周围皮肤，再用盐水棉球擦拭干净，用康复新液浸湿的纱布涂敷创面，油纱布覆盖，无菌纱布和绷带包扎。

• 对于三度烧烫伤患者，应立即用清洁的被单或衣服简单包扎，避免污染和再次损伤，创伤面不要涂擦药物，保持清洁，迅速送医院治疗。

3. 药物治疗

• 京万红软膏
• 獾油
• 烫伤油
• 湿润烧伤膏
• 紫花烧伤膏
• 老鹤草软膏
• 解毒生肌膏
• 龙珠软膏
• 烧烫伤膏

15.2 冻疮

1. 疾病概述

冻疮是由于暴露于零度以下寒冷环境引起的局限性、红斑性炎症损害。冻疮是对寒冷、潮湿、非冰冻环境的异常炎症反应，组织学上证实冻疮为一种淋巴细胞性血管炎。暴露于寒冷、潮湿的环境是发生冻疮的主要危险因素，多发生在秋冬季，尤其温带气候地区冬天降温急剧并且环境潮湿时，冻疮较多见。

临床表现为单个或多发的肿胀性鲜红或暗红色斑疹、丘疹或结节，严重者可见水疱和溃疡。通常伴瘙痒或烧灼感，好发部位为手指、足趾、足跟、大腿、鼻子和耳朵。

2. 治疗与用药原则

• 适当的衣着、避免寒冷潮湿的环境、保持足部干燥均是重要的预防措施。

• 必要时使用外用止痒药，如糖皮质激素、樟脑软膏等，若发生水疱和破溃者，可外用抗菌药膏。

• 受冻部位不宜立即烘烤及用热水浸泡；易受冷部位擦凡士林或其他油脂类，以保护皮肤，常进行局部按摩及温水浴，以改善血液循环。

• "十滴水"外擦冻疮局部，每天 6～10 次，对于冻疮未溃者疗效较好；若局部皮肤破溃糜烂，可先用红霉素软膏涂擦，待炎症消散后再使用十滴水。

• 用伤湿止痛膏贴敷局部治疗皮肤红肿，自觉热痒或灼痛的一度冻疮，可取得良好效果，方法是先用温水将患处洗净，擦干后将药膏紧贴在患处皮肤上，一般贴 24 小时可痊愈，如未愈可再换贴几次，皮肤破溃或过敏则不宜贴敷。

• 冻疮未溃破者，用白酒将云南白药药粉调成糊状外敷，并注意保温；冻疮已溃破者，将患处洗净后，直接撒云南白药药粉于创面，用消毒纱布包扎，数日内可愈。

3. 药物治疗

• 创灼膏
• 风痛灵
• 十滴水
• 伤湿止痛膏
• 云南白药散
• 樟脑软膏
• 肌醇烟酸酯软膏
• 冻疮药水

● 15.3 痔疮

1. 疾病概述

痔是最常见的肛肠疾病，任何年龄都可发病，但随年龄增长，发病率增高。包括内痔、外痔和混合痔。痔疮是肛门直肠底部及肛门黏膜的静脉丛发生曲张而形成的一个或多个柔软的静脉团的一种慢性疾病。通常当排便时持续用力，造成此处静脉内压力反复升高，静脉就会肿大。妇女在妊娠期，由于盆腔受压迫，阻碍血液循环常会发生痔疮，许多肥胖的人也会罹患痔疮。

内痔一般不痛，以便血、痔核脱出为主要症状，严重时会喷血，痔核脱出后不能自行还纳，还有大便困难、便后擦不干净、有坠胀感等。

外痔则表现为红肿热痛、水肿、有压痛，排便时疼痛加重，并有少量分泌物，有的可伴有全身不适和发热。

混合痔同时有内痔和外痔的表现，主要症状以直肠黏膜及皮肤脱出、坠胀、疼痛、反复感染为主。

2. 治疗与用药原则

• 无症状的痔无需治疗，一旦明确诊断，治疗原则主要根据症状决定。

• 有症状的痔无需根治，使用药物去除病灶，消除症状，保护可保留的正常组织，无需根治。

• 只有当非手术治疗无效，或 3～4 期内痔，内痔周围支持组织被广泛破坏后，无论是病理解剖还是生理功能，已不再具有可逆性，才考虑选择性手术。

• 个体化治疗原则，即在治疗方法的选择上应以医生个人技术能力和经验，以及医院医疗条件为依据，结合每一位患者的病情和身体情况而定。

• 一般治疗包括：①改善饮食，多饮水，多吃蔬菜、水果，多进食膳食纤维性食物；②温水坐浴，改善局部血液循环，有利于消炎及减轻瘙痒症状；③保持会阴部清洁；④保持大便通畅，通过食物来调整排便，十分重要，要养成定时排便习惯，每 1～2 日排出一次软便，防治便秘或腹泻。

3. 药物治疗

□ **外用药物**
• 复方角菜酸酯乳膏、栓剂（太宁）
• 马应龙麝香痔疮膏
• 荣昌肛泰

- 复方消痔栓
- 紫归治裂膏
- 九华痔疮栓
- 化痔栓
- 消痔软膏
- 痔疾洗液
- 高锰酸钾粉

□ **口服药物治疗**

- 槐角地榆丸
- 地榆槐角丸
- 槐角丸
- 痔炎消颗粒
- 消痔灵片

第16章
其他疾病用药 ▶▶▶

● 16.1 缺铁性贫血

1. 疾病概述

缺铁性贫血（IDA）是指机体对铁的需求与供给失衡，导致体内贮存铁耗尽，继之红细胞内铁缺乏从而引起的贫血。缺铁性贫血是最常见的贫血。

当铁量增加而铁摄入不足、铁吸收障碍、铁丢失过多均可引起缺铁性贫血，患者可有乏力、易倦、头晕、儿童生长发育迟缓、智力低下、易感染等症状，应积极防治。

2. 治疗与用药原则

- 根除病因、补足贮铁。
- 婴幼儿、青少年和妊娠妇女营养不足引起的缺铁性贫血，应改善饮食。
- 月经多引起的缺铁性贫血应看妇科调理月经。
- 寄生虫感染应驱虫治疗。
- 恶性肿瘤，应手术或放、化疗。
- 上消化道溃疡，应采取抑酸治疗等。
- 首选口服铁剂。如硫酸亚铁 0.3g，每日 3 次；或右旋糖酐铁 50mg，每日 2～3 次。

注意：
- 进食谷类、乳类和茶，抑制铁剂吸收。
- 鱼、肉类、维生素 C 可加强铁剂吸收。

3. 药物治疗

- 硫酸亚铁
- 右旋糖酐铁

- 葡萄糖酸亚铁
- 山梨醇铁
- 富马酸亚铁
- 多糖铁复合物

● 16.2　维生素 B 缺乏症

1. 疾病概述

维生素 B 缺乏症，是指因缺乏维生素 B 而导致的症状。B 族维生素有 12 种以上，被世界一致公认的有 9 种，全是水溶性维生素，在体内滞留的时间只有数小时，必须每天补充。B 族维生素是所有人体组织必不可少的营养素，是食物释放能量的关键。全是辅酶，参与体内糖、蛋白质和脂肪的代谢，因此，被列为一个家族。所有的 B 族维生素必须同时发挥作用，称为 B 族维生素的融合作用。

缺乏维生素 B_1 可造成脚气病，出现皮肤溃烂、发痒、红肿；其他还有失眠、神经衰弱、易做梦。此外，缺乏维生素 B_1，可使口腔黏膜高度敏感，颌面部有神经痛样的疼痛等。

当人体缺乏维生素 B_2 时可表现为舌炎、唇炎和口腔炎，鼻及脸部的脂溢性皮炎等。

维生素 B_6 及泛酸、叶酸的缺乏均可产生舌炎、口腔黏膜炎等损害。

• 缺乏内源性因子影响维生素 B_{12} 的吸收，慢性肝肾病影响维生素 D 不被羟化为活性维生素 D，导致维生素 D 缺乏。

维生素 B 缺乏的原因

• 进食量不足：偏食，膳食调配不合理，摄入减少。

• 吸收障碍：胃肠、肝胆疾病，利用减少。

• 需要量增加：生长发育期儿童，妊娠期、哺乳期妇女。

• 服用某些药物：正常肠道内细菌可合成维生素 K、维生素 B_6、烟酸、生物素、泛酸、叶酸，长期服用抗生素，可抑制细菌合成抗生素。

2. 治疗与用药原则

• 治疗主要以局部治疗为主，严重者需全身治疗。

• 对于维生素 B_1 缺乏症的患者，可以口服维生素 B_1 每次 10mg，每天三次，同时可加用酵母片及其他 B 族维生素。对急重症患者应尽快给予大剂量维生素 B_1 治疗。

• 服用避孕药、妊娠中、哺乳期的妇女需要更多的维生素 B_2。

• 不常吃瘦肉和奶制品的人应当增加维生素 B_2 摄入量。

• 因患溃疡或糖尿病而长期进行饮食控制的人较易产生维生素 B_2 不足的现象。

• 对于所有精神紧张的人必须增加其复合维生素的摄取，与维生素 B_6、维生素 C 及烟酸一起摄取，作用效果最佳。

• 一般在开始服用维生素 B_6 拮抗药物时即同时服用维生素 B_6，以防止副作用的发生。

• 对于接受左旋多巴治疗的患者则忌用大剂量的维生素 B_6，因为大剂量维生素 B_6 可影响左旋多巴的效能。

- 对维生素 B_6 依赖综合征如维生素 B_6 依赖癫痫、维生素 B_6 依赖贫血则需要大剂量维生素 B_6，通常使用的范围为 $300\sim500mg$/天。

注意

- 母亲妊娠期久服维生素 B_6，可使胎儿对维生素 B_6 有依赖性（维生素 B_6 依赖症）。

3. 药物治疗

- 维生素 B_1
- 维生素 B_2
- 维生素 B_6
- 叶酸（维生素 B_9）
- 烟酸（维生素 B_3）
- 维生素 B_{12}
- 多维元素片（善存）
- 金施尔康
- 21 金维他片

疾病问诊篇

问诊是通过对患者或相关人员的系统询问获取病史资料，经过综合分析而做出临床判断的一种诊法。问诊是病史采集的主要手段。病史的完整性和准确性对疾病的诊断和处理有很大的影响，因此，问诊是每个临床医生必须掌握的基本技能。

　　通过问诊所获取的资料对了解疾病的发生、发展、诊治经过，既往健康状况和曾患疾病情况，对诊断具有极其重要的意义。

　　采集病史是医生诊治患者的第一步，其重要性还在于这是医患沟通、建立良好医患关系的最重要时机，正确的方法和良好的问诊技巧，使患者感到医生亲切和可信，有信心与医生合作，这对诊治疾病也十分重要。

　　对于药店的执业药师或药学服务人员来说，能否做到合理、正确的对症用药，掌握一些普通疾病的问诊技能也是必需的。怎样做才能做到对症用药呢？

　　• 首先要掌握疾病发生的病因，了解疾病可能出现的症状以及可能出现的并发症。

　　• 其次要了解患者的病情，是否有过敏史？目前是否在服用什么其他药物？还有没有其他疾病？

　　• 最后要掌握治疗疾病的基本药物、治疗原则和用药原则，还有药物的分类、各种药物特点、药物及剂型之间的差异，以及如何根据患者的病情需求选择剂型和给药途径。

第1章
常见普通病症 >>>

1.1 头痛

　　头痛是临床常见症状，通常将局限于头颅上半部，包括眉弓、耳轮上缘和枕外隆突连线以上部位的疼痛统称为头痛。头痛病因繁多，神经痛、颅内感染、颅内占位病变、脑血管疾病、颅外头面部疾病以及全身疾病如急性感染、中毒等均可导致头痛。发病年龄常见于青年、中年和老年。

问诊要点
　　• 起病时间、急缓病程、部位与范围、性质、程度、频度（间歇性、持续性）、激发或缓解因素。
　　• 有无失眠、焦虑、剧烈呕吐（是否喷射性）、头晕、眩晕、晕厥、出汗、抽搐、视力障碍、感觉或运动失常、精神异常、意识障碍等相关症状。
　　• 有无感染、高血压、动脉硬化、颅脑外伤、肿瘤、精神病、癫痫病、神经症及眼、耳、鼻、齿等部位疾病史。
　　• 职业特点、毒物接触史。
　　• 治疗经过及效果等。

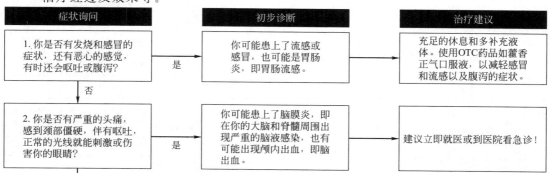

症状询问	初步诊断	治疗建议
1.你是否有发烧和感冒的症状，还有恶心的感觉，有时还会呕吐或腹泻？ ——是→	你可能患上了流感或感冒，也可能是胃肠炎，即胃肠流感。	充足的休息和多补充液体。使用OTC药品如藿香正气口服液，以减轻感冒和流感以及腹泻的症状。
↓否		
2.你是否有严重的头痛，感到颈部僵硬，伴有呕吐，正常的光线就能刺激或伤害你的眼睛？ ——是→	你可能患上了脑膜炎，即在你的大脑和脊髓周围出现严重的脑液感染，也有可能出现颅内出血，即脑出血。	建议立即就医或到医院看急诊！

否

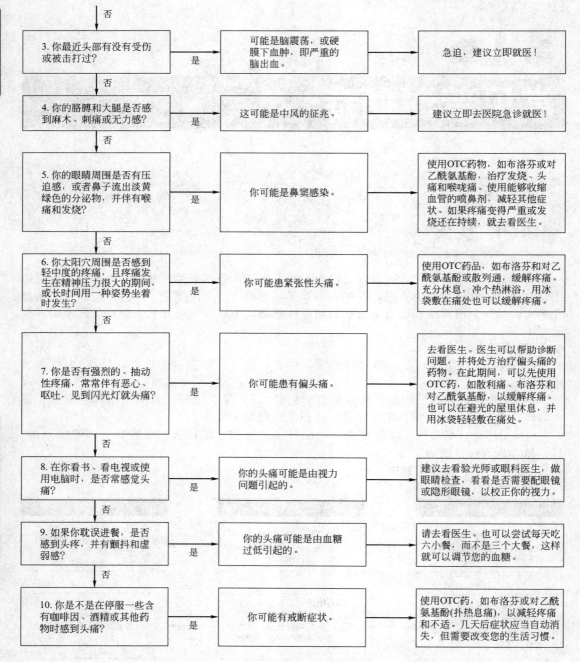

3. 你最近头部有没有受伤或被击打过？ → 是 → 可能是脑震荡，或硬膜下血肿，即严重的脑出血。 → 急迫，建议立即就医！

否

4. 你的胳膊和大腿是否感到麻木、刺痛或无力感？ → 是 → 这可能是中风的征兆。 → 建议立即去医院急诊就医！

否

5. 你的眼睛周围是否有压迫感，或者鼻子流出淡黄绿色的分泌物，并伴有喉痛和发烧？ → 是 → 你可能是鼻窦感染。 → 使用OTC药物，如布洛芬或对乙酰氨基酚，治疗发烧、头痛和喉咙痛。使用能够收缩血管的喷鼻剂，减轻其他症状。如果疼痛变得严重或发烧还在持续，就去看医生。

否

6. 你太阳穴周围是否感到轻中度的疼痛，且疼痛发生在精神压力很大的期间，或长时间用一种姿势坐着时发生？ → 是 → 你可能患紧张性头痛。 → 使用OTC药品，如布洛芬和对乙酰氨基酚或散列通，缓解疼痛。充分休息，冲个热淋浴，用冰袋敷在痛处也可以缓解疼痛。

否

7. 你是否有强烈的、抽动性疼痛，常常伴有恶心、呕吐，见到闪光灯就头痛？ → 是 → 你可能患有偏头痛。 → 去看医生。医生可以帮助诊断问题，并将处方治疗偏头痛的药物。在此期间，可以先使用OTC药，如散利痛、布洛芬和对乙酰氨基酚，以缓解疼痛。也可以在避光的屋里休息，并用冰袋轻轻敷在痛处。

否

8. 在你看书、看电视或使用电脑时，是否常感觉头痛？ → 是 → 你的头痛可能是由视力问题引起的。 → 建议去看验光师或眼科医生，做眼睛检查，看看是否需要配眼镜或隐形眼镜，以校正你的视力。

否

9. 如果你耽误进餐，是否感到头疼，并有颤抖和虚弱感？ → 是 → 你的头痛可能是由血糖过低引起的。 → 请去看医生。也可以尝试每天吃六小餐，而不是三个大餐，这样就可以调节您的血糖。

否

10. 你是不是在停服一些含有咖啡因、酒精或其他药物时感到头痛？ → 是 → 你可能有戒断症状。 → 使用OTC药，如布洛芬或对乙酰氨基酚(扑热息痛)，以减轻疼痛和不适。几天后症状应当自动消失，但需要改变您的生活习惯。

1.2 发烧

发烧的定义是人体体温超过 37℃。轻微的感染可能会导致轻度或短期体温升高。体温 39.1℃ 以上，可以认为是发高烧，预示着有严重的身体感染或其他疾病。如果发高烧，或低烧简单治疗无法解决，请立即就医。

●● 问诊要点

- 起病时间、季节、起病情况（缓急）、病程、程度（热度高低）、频度（间歇性或持续性）、诱因。
- 有无畏寒、寒战、大汗或盗汗。
- 应包括多系统症状询问，是否伴有咳嗽、咳痰、咯血、胸痛、恶心、呕吐、腹泻；尿频、尿急、尿痛；皮疹、出血、头痛、肌肉关节痛等。
- 患病以来一般情况，如精神状态、食欲、体重改变、睡眠及大小便情况。
- 诊治经过（药物、剂量、疗效）。
- 传染病接触史、手术史、流产或分娩史、服药史、职业特点等。

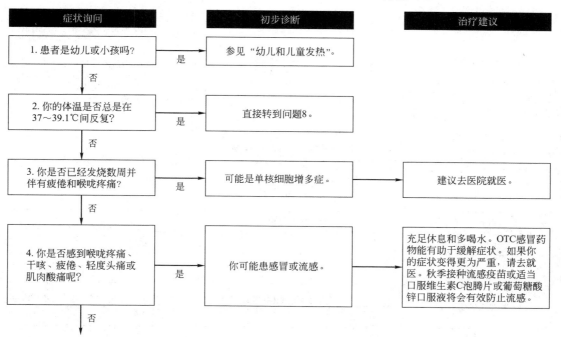

症状询问	初步诊断	治疗建议
1. 患者是幼儿或小孩吗？ —是→	参见"幼儿和儿童发热"。	
否↓		
2. 你的体温是否总是在 37~39.1℃ 间反复？ —是→	直接转到问题8。	
否↓		
3. 你是否已经发烧数周并伴有疲倦和喉咙疼痛？ —是→	可能是单核细胞增多症。	建议去医院就医。
否↓		
4. 你是否感到喉咙疼痛、干咳、疲倦、轻度头痛或肌肉酸痛呢？ —是→	你可能患感冒或流感。	充足休息和多喝水。OTC感冒药物能有助于缓解症状。如果你的症状变得更为严重，请去就医。秋季接种流感疫苗或适当口服维生素C泡腾片或葡萄糖酸锌口服液将会有效防止流感。
否↓		

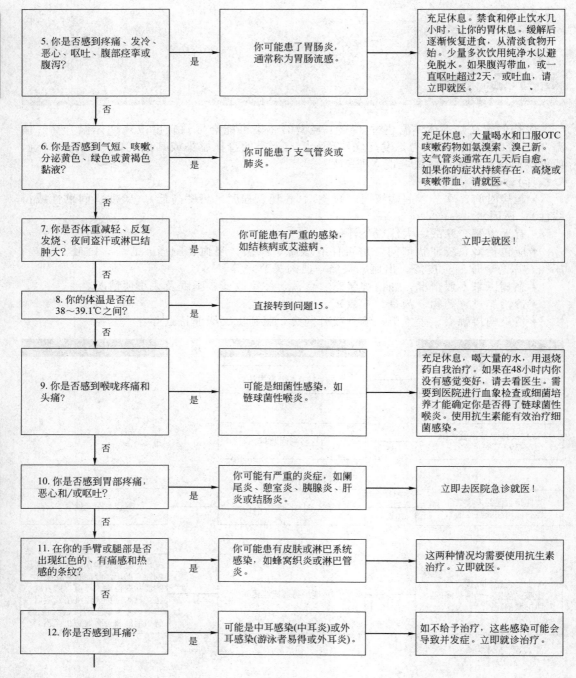

5. 你是否感到疼痛、发冷、恶心、呕吐、腹部痉挛或腹泻？ — 是 → 你可能患了胃肠炎，通常称为胃肠流感。 → 充足休息。禁食和停止饮水几小时，让你的胃休息。缓解后逐渐恢复进食，从清淡食物开始。少量多次饮用纯净水以避免脱水。如果腹泻带血，或一直呕吐超过2天，或吐血，请立即就医。

否 ↓

6. 你是否感到气短、咳嗽，分泌黄色、绿色或黄褐色黏液？ — 是 → 你可能患了支气管炎或肺炎。 → 充足休息，大量喝水和口服OTC咳嗽药物如氨溴索、溴己新。支气管炎通常在几天后自愈。如果你的症状持续存在，高烧或咳嗽带血，请就医。

否 ↓

7. 你是否体重减轻、反复发烧、夜间盗汗或淋巴结肿大？ — 是 → 你可能患有严重的感染，如结核病或艾滋病。 → 立即去就医！

否 ↓

8. 你的体温是否在38～39.1℃之间？ — 是 → 直接转到问题15。

否 ↓

9. 你是否感到喉咙疼痛和头痛？ — 是 → 可能是细菌性感染，如链球菌性喉炎。 → 充足休息，喝大量的水，用退烧药自我治疗。如果在48小时内你没有感觉变好，请去看医生。需要到医院进行血象检查或细菌培养才能确定你是否得了链球菌性喉炎。使用抗生素能有效治疗细菌感染。

否 ↓

10. 你是否感到胃部疼痛，恶心和/或呕吐？ — 是 → 你可能有严重的炎症，如阑尾炎、憩室炎、胰腺炎、肝炎或结肠炎。 → 立即去医院急诊就医！

否 ↓

11. 在你的手臂或腿部是否出现红色的、有痛感和热感的条纹？ — 是 → 你可能患有皮肤或淋巴系统感染，如蜂窝织炎或淋巴管炎。 → 这两种情况均需要使用抗生素治疗。立即就医。

否 ↓

12. 你是否感到耳痛？ — 是 → 可能是中耳感染(中耳炎)或外耳感染(游泳者易得或外耳炎)。 → 如不给予治疗，这些感染可能会导致并发症。立即就诊治疗。

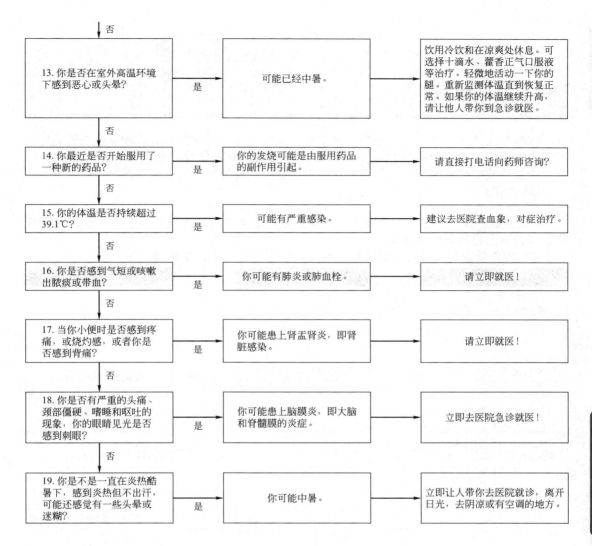

否

| 13. 你是否在室外高温环境下感到恶心或头晕? | 是 → | 可能已经中暑。 | → | 饮用冷饮和在凉爽处休息。可选择十滴水、藿香正气口服液等治疗。轻微地活动一下你的腿。重新监测体温直到恢复正常。如果你的体温继续升高,请让他人带你到急诊就医。 |

否

| 14. 你最近是否开始服用了一种新的药品? | 是 → | 你的发烧可能是由服用药品的副作用引起。 | → | 请直接打电话向药师咨询? |

否

| 15. 你的体温是否持续超过39.1℃? | 是 → | 可能有严重感染。 | → | 建议去医院查血象,对症治疗。 |

否

| 16. 你是否感到气短或咳嗽出脓痰或带血? | 是 → | 你可能有肺炎或肺血栓。 | → | 请立即就医! |

否

| 17. 当你小便时是否感到疼痛,或烧灼感,或者你是否感到背痛? | 是 → | 你可能患上肾盂肾炎,即肾脏感染。 | → | 请立即就医! |

否

| 18. 你是否有严重的头痛、颈部僵硬、嗜睡和呕吐的现象,你的眼睛见光是否感到刺眼? | 是 → | 你可能患上脑膜炎,即大脑和脊髓膜的炎症。 | → | 立即去医院急诊就医! |

否

| 19. 你是不是一直在炎热酷暑下,感到炎热但不出汗,可能还感觉有一些头晕或迷糊? | 是 → | 你可能中暑。 | → | 立即让人带你去医院就诊,离开日光,去阴凉或有空调的地方。 |

1.2 发烧

1.3 咳嗽

　　咳嗽是人体的一种保护性呼吸反射动作。通过咳嗽反射能有效清除呼吸道内的分泌物或进入气道的异物。但咳嗽也有不利的一面，剧烈咳嗽可导致呼吸道出血，如长期、频繁、剧烈地咳嗽会影响工作和休息，甚至引起喉痛、音哑和呼吸肌痛，则属病理现象。

问诊要点

- 发病性别与年龄。
- 咳嗽的程度与音色，如咳嗽程度是重是轻，是单声还是连续性咳或发作性剧咳，或嗅到各种不同异味时咳嗽加剧。
- 咳嗽伴随症状，是否伴有高热、胸痛，或伴咯血、伴大量脓臭痰等。

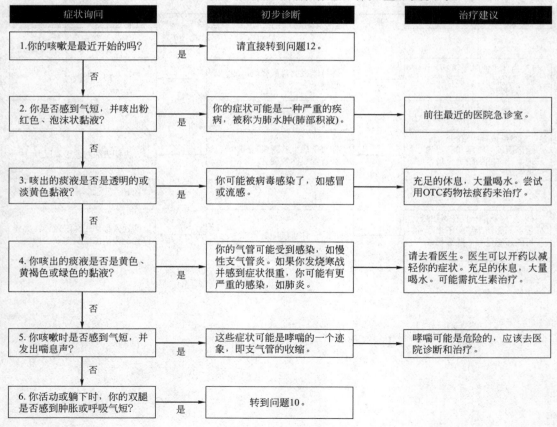

症状询问	初步诊断	治疗建议
1.你的咳嗽是最近开始的吗？ 是→	请直接转到问题12。	
否↓		
2. 你是否感到气短，并咳出粉红色、泡沫状黏液？ 是→	你的症状可能是一种严重的疾病，被称为肺水肿(肺部积液)。	前往最近的医院急诊室。
否↓		
3. 咳出的痰液是否是透明的或淡黄色黏液？ 是→	你可能被病毒感染了，如感冒或流感。	充足的休息，大量喝水。尝试用OTC药物祛痰药来治疗。
否↓		
4. 你咳出的痰液是否是黄色、黄褐色或绿色的黏液？ 是→	你的气管可能受到感染，如慢性支气管炎。如果你发烧寒战并感到症状很重，你可能有更严重的感染，如肺炎。	请去看医生。医生可以开药以减轻你的症状。充足的休息，大量喝水。可能需抗生素治疗。
否↓		
5. 你咳嗽时是否感到气短，并发出喘息声？ 是→	这些症状可能是哮喘的一个迹象，即支气管的收缩。	哮喘可能是危险的，应该去医院诊断和治疗。
否↓		
6. 你活动或躺下时，你的双腿是否感到肿胀或呼吸气短？ 是→	转到问题10。	

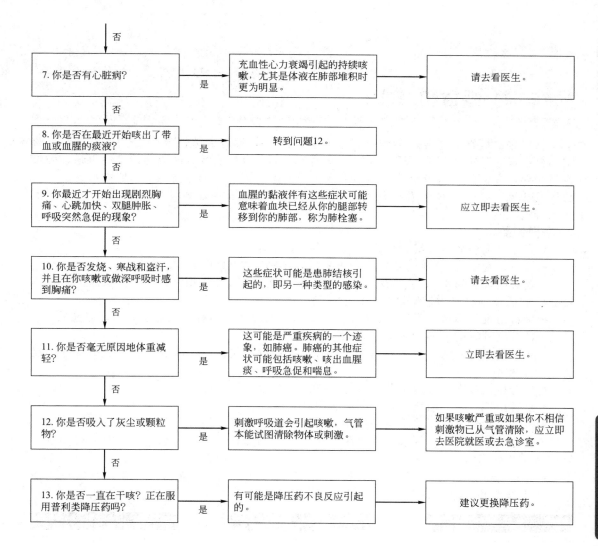

否

7. 你是否有心脏病? —— 是 → 充血性心力衰竭引起的持续咳嗽，尤其是体液在肺部堆积时更为明显。 → 请去看医生。

否

8. 你是否在最近开始咳出了带血或血腥的痰液? —— 是 → 转到问题12。

否

9. 你最近才开始出现剧烈胸痛、心跳加快、双腿肿胀、呼吸突然急促的现象? —— 是 → 血腥的黏液伴有这些症状可能意味着血块已经从你的腿部转移到你的肺部，称为肺栓塞。 → 应立即去看医生。

否

10. 你是否发烧、寒战和盗汗，并且在你咳嗽或做深呼吸时感到胸痛? —— 是 → 这些症状可能是患肺结核引起的，即另一种类型的感染。 → 请去看医生。

否

11. 你是否毫无原因地体重减轻? —— 是 → 这可能是严重疾病的一个迹象，如肺癌。肺癌的其他症状可能包括咳嗽、咳出血腥痰、呼吸急促和喘息。 → 立即去看医生。

否

12. 你是否吸入了灰尘或颗粒物? —— 是 → 刺激呼吸道会引起咳嗽，气管本能试图清除物体或刺激。 → 如果咳嗽严重或如果你不相信刺激物已从气管清除，应立即去医院就医或去急诊室。

否

13. 你是否一直在干咳? 正在服用普利类降压药吗? —— 是 → 有可能是降压药不良反应引起的。 → 建议更换降压药。

1.3
咳嗽

1.4 感冒和流感

感冒是由病毒、混合感染或变态反应引起的上呼吸道卡他性疾病，表现为鼻塞、流涕、打喷嚏、咳嗽、咽部不适及畏寒、低热等局部和全身症状。而流感传染性很强，病毒容易变异，即使是患过流感的人，当下次再遇上流感流行，仍然会感染，所以流感容易引起暴发性流行。一般在冬春季流行的机会较多，每次可能有 20%～40% 的人会传染上流感。

问诊要点

- 应先查询患者的年龄、性别，然后进一步查询。
- 关注是否发烧？（普通感冒一般不发烧，个别有 37.2～37.3℃ 微热）
- 是否出现流鼻水和/或鼻痒，打喷嚏，和眼睛发痒？（患者只有这些症状而无其他感冒症状的话，则可能为过敏性鼻炎而非感冒）
- 是否出现打喷嚏、喉咙痛、头痛、鼻塞和流鼻涕？（如有这些症状，可能是感冒）
- 是否感到喉咙疼痛和头痛，有无流鼻涕？
- 症状是否是突然出现的？是否还伴有其他症状，包括肌肉酸痛、发冷、喉咙痛、流鼻水或咳嗽？
- 是否持续咳嗽，并咳出黄色或绿色痰液，是否感到喘息和气短？
- 是否出现头痛或肌肉疼痛、恶心、呕吐和腹泻？
- 眼睛、脸颊、鼻子或额头周边是否感到肿胀或疼痛，是否头痛、干咳和/或流鼻涕？
- 有无其他疾病如糖尿病、青光眼、心脏病、高血压、甲状腺疾病？（因为有些抗感冒药对这些患者需谨慎应用）
- 症状持续多久了？（一般感冒持续 3～7 天即可痊愈，若超过 7 天仍未缓解反而加重，则可能有并发症，应建议患者就医）

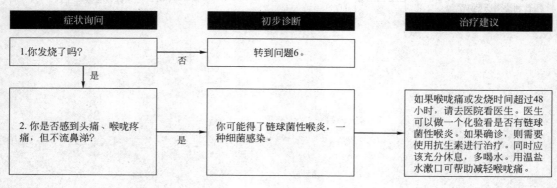

症状询问	初步诊断	治疗建议
1.你发烧了吗？ —否→	转到问题6。	
↓是		
2. 你是否感到头痛、喉咙疼痛，但不流鼻涕？ —是→	你可能得了链球菌性喉炎，一种细菌感染。	如果喉咙痛或发烧时间超过48小时，请去医院看医生。医生可以做一个化验看是否有链球菌性喉炎。如果确诊，则需要使用抗生素进行治疗。同时应该充分休息，多喝水。用温盐水漱口可帮助减轻喉咙痛。

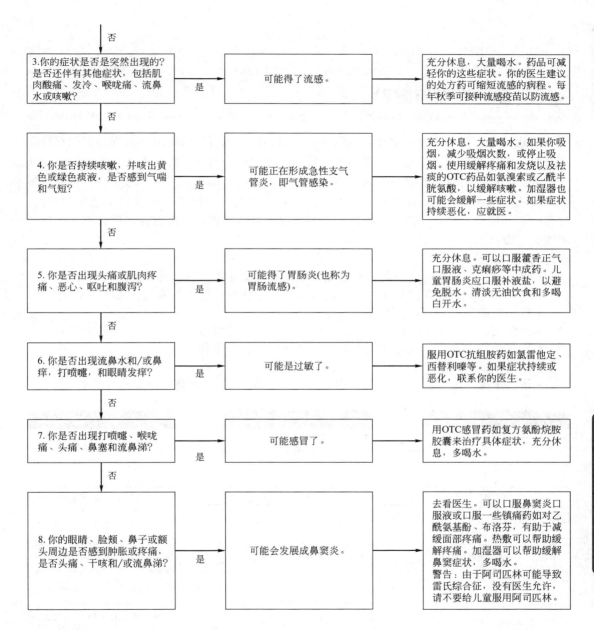

否

3.你的症状是否是突然出现的?是否还伴有其他症状,包括肌肉酸痛、发冷、喉咙痛、流鼻水或咳嗽?

→ 是 → 可能得了流感。

→ 充分休息,大量喝水。药品可减轻你的这些症状。你的医生建议的处方药可缩短流感的病程。每年秋季可接种流感疫苗以防流感。

否

4.你是否持续咳嗽,并咳出黄色或绿色痰液,是否感到气喘和气短?

→ 是 → 可能正在形成急性支气管炎,即气管感染。

→ 充分休息,大量喝水。如果你吸烟,减少吸烟次数,或停止吸烟。使用缓解疼痛和发烧以及祛痰的OTC药品如氨溴索或乙酰半胱氨酸,以缓解咳嗽。加湿器也可能会缓解一些症状。如果症状持续恶化,应就医。

否

5.你是否出现头痛或肌肉疼痛、恶心、呕吐和腹泻?

→ 是 → 可能得了胃肠炎(也称为胃肠流感)。

→ 充分休息。可以口服藿香正气口服液、克痢痧等中成药。儿童胃肠炎应口服补液盐,以避免脱水。清淡无油饮食和多喝白开水。

否

6.你是否出现流鼻水和/或鼻痒,打喷嚏,和眼睛发痒?

→ 是 → 可能是过敏了。

→ 服用OTC抗组胺药如氯雷他定、西替利嗪等。如果症状持续或恶化,联系你的医生。

否

7.你是否出现打喷嚏、喉咙痛、头痛、鼻塞和流鼻涕?

→ 是 → 可能感冒了。

→ 用OTC感冒药如复方氨酚烷胺胶囊来治疗具体症状,充分休息,多喝水。

否

8.你的眼睛、脸颊、鼻子或额头周边是否感到肿胀或疼痛,是否头痛、干咳和/或流鼻涕?

→ 是 → 可能会发展成鼻窦炎。

→ 去看医生。可以口服鼻窦炎口服液或口服一些镇痛药如对乙酰氨基酚、布洛芬,有助于减缓面部疼痛。热敷可以帮助缓解疼痛。加湿器可以帮助缓解鼻窦症状,多喝水。
警告:由于阿司匹林可能导致雷氏综合征,没有医生允许,请不要给儿童服用阿司匹林。

1.4 感冒和流感

1.5 恶心与呕吐

　　呕吐是临床常见症状，恶心常为呕吐的前驱感觉，也可单独出现，表现为上腹部特殊不适感，常伴有头晕、流涎、脉缓、血压降低等迷走神经兴奋症状。呕吐是指胃内容物或一部分小肠内容物通过食管逆流出口腔的一种复杂的反射动作，呕吐可将有害物质从胃排出人体从而起保护作用，属于自动防卫行为，但持久而剧烈的呕吐可引起水电解质紊乱。许多问题都能引起胃痛、恶心和呕吐。多数情况下并不严重，可以自愈，但也有一些比较严重，需要引起重视。

●● 问诊要点

- 呕吐的起病如急起或缓起，有无酗酒史、晕车晕船史以及以往同样的发作史。
- 呕吐的时间，晨起还是夜间、间歇或持续，与饮食、活动等有无关系。
- 呕吐物的特征及呕吐物性状及气味。
- 发作的诱因（体位、进食、药物、精神因素、咽部刺激）。
- 症状的特点与变化（症状发作频率、持续时间、严重程度）。
- 加重与缓解因素。
- 诊治情况（是否做 X 线钡餐、胃镜、腹部 B 超、CT、血糖、尿素氮等检查）。

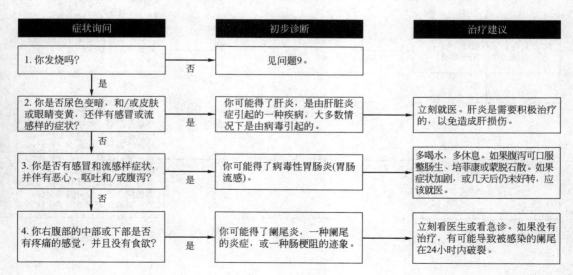

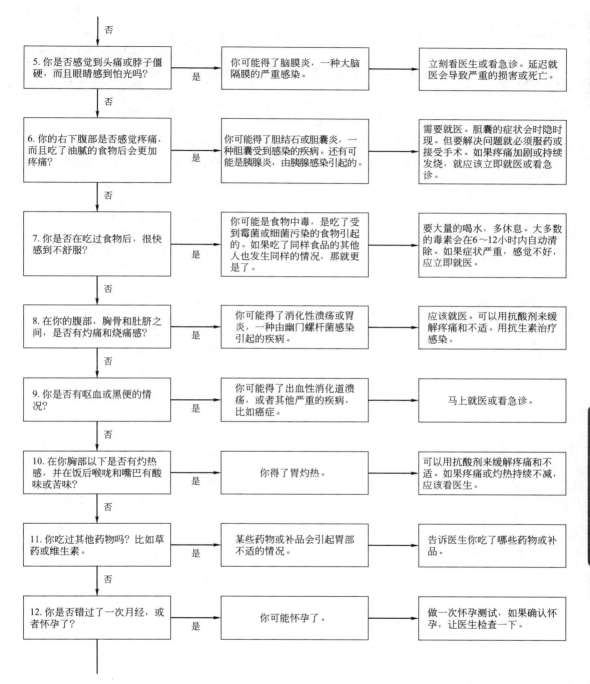

否

5. 你是否感觉到头痛或脖子僵硬，而且眼睛感到怕光吗？ —— 是 → 你可能得了脑膜炎，一种大脑隔膜的严重感染。 → 立刻看医生或看急诊。延迟就医会导致严重的损害或死亡。

否

6. 你的右下腹部是否感觉疼痛，而且吃了油腻的食物后会更加疼痛？ —— 是 → 你可能得了胆结石或胆囊炎，一种胆囊受到感染的疾病。还有可能是胰腺炎，由胰腺感染引起的。 → 需要就医。胆囊的症状会时隐时现。但要解决问题就必须服药或接受手术。如果疼痛加剧或持续发烧，就应该立即就医或看急诊。

否

7. 你是否在吃过食物后，很快感到不舒服？ —— 是 → 你可能是食物中毒，是吃了受到霉菌或细菌污染的食物引起的。如果吃了同样食品的其他人也发生同样的情况，那就更是了。 → 要大量的喝水，多休息。大多数的毒素会在6～12小时内自动清除。如果症状严重，感觉不好，应立即就医。

否

8. 在你的腹部，胸骨和肚脐之间，是否有灼痛和烧痛感？ —— 是 → 你可能得了消化性溃疡或胃炎，一种由幽门螺杆菌感染引起的疾病。 → 应该就医。可以用抗酸剂来缓解疼痛和不适。用抗生素治疗感染。

否

9. 你是否有呕血或黑便的情况？ —— 是 → 你可能得了出血性消化道溃疡，或者其他严重的疾病，比如癌症。 → 马上就医或看急诊。

否

10. 在你胸部以下是否有灼热感，并在饭后喉咙和嘴巴有酸味或苦味？ —— 是 → 你得了胃灼热。 → 可以用抗酸剂来缓解疼痛和不适。如果疼痛或灼热持续不减，应该看医生。

否

11. 你吃过其他药物吗？比如草药或维生素。 —— 是 → 某些药物或补品会引起胃部不适的情况。 → 告诉医生你吃了哪些药物或补品。

否

12. 你是否错过了一次月经，或者怀孕了？ —— 是 → 你可能怀孕了。 → 做一次怀孕测试，如果确认怀孕，让医生检查一下。

1.5 恶心与呕吐

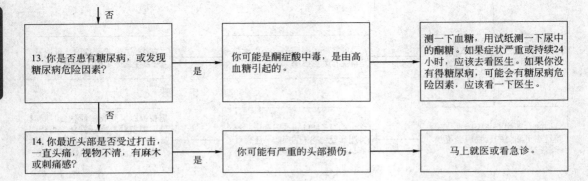

否

13. 你是否患有糖尿病，或发现糖尿病危险因素？ → 是 → 你可能是酮症酸中毒，是由高血糖引起的。 → 测一下血糖，用试纸测一下尿中的酮糖。如果症状严重或持续24小时，应该去看医生。如果你没有得糖尿病，可能会有糖尿病危险因素，应该看一下医生。

否

14. 你最近头部是否受过打击，一直头痛，视物不清，有麻木或刺痛感？ → 是 → 你可能有严重的头部损伤。 → 马上就医或看急诊。

1.6 腹泻

腹泻是一种常见症状，是指排便次数明显超过平日习惯的频率，粪质稀薄，水分增加，每日排便量超过200g，或含未消化食物或脓血、黏液。腹泻常伴有排便急迫感、肛门不适、失禁等症状。腹泻分急性和慢性两类。急性腹泻发病急剧，病程在2～3周之内。慢性腹泻指病程在两个月以上或间歇期在2～4周内的复发性腹泻。

●● 问诊要点

- 腹泻的起病（是否有不洁饮食、旅行、聚餐等病史，是否与摄入脂肪餐有关、与紧张焦虑有关）。
- 腹泻的次数及大便量有助于判断腹泻的类型及病变的部位，分泌性腹泻粪便量常超过每日1升，而渗出性腹泻粪便远少于此量。次数多而量少与直肠刺激有关。
- 大便的性状及臭味。
- 同食者群体发病史。
- 腹泻加重、缓解的因素。
- 病后一般情况变化。

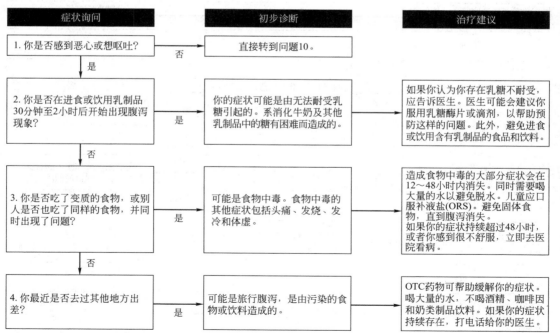

症状询问	初步诊断	治疗建议
1. 你是否感到恶心或想呕吐？ 否 →	直接转到问题10。	
↓是		
2. 你是否在进食或饮用乳制品30分钟至2小时后开始出现腹泻现象？ 是 →	你的症状可能是由无法耐受乳糖引起的。系消化牛奶及其他乳制品中的糖有困难而造成的。	如果你认为你存在乳糖不耐受，应告诉医生。医生可能会建议你服用乳糖酶片或滴剂，以帮助预防这样的问题。此外，避免进食或饮用含有乳制品的食品和饮料。
↓否		
3. 你是否吃了变质的食物，或别人是否也吃了同样的食物，并同时出现了问题？ 是 →	可能是食物中毒。食物中毒的其他症状包括头痛、发烧、发冷和体虚。	造成食物中毒的大部分症状会在12～48小时内消失。同时需要喝大量的水以避免脱水。儿童应口服补液盐(ORS)。避免固体食物，直到腹泻消失。如果你的症状持续超过48小时，或者你感到很不舒服，立即去医院看病。
↓否		
4. 你最近是否去过其他地方出差？ 是 →	可能是旅行腹泻，是由污染的食物或饮料造成的。	OTC药物可帮助缓解你的症状。喝大量的水，不喝酒精、咖啡因和奶类制品饮料。如果你的症状持续存在，打电话给你的医生。

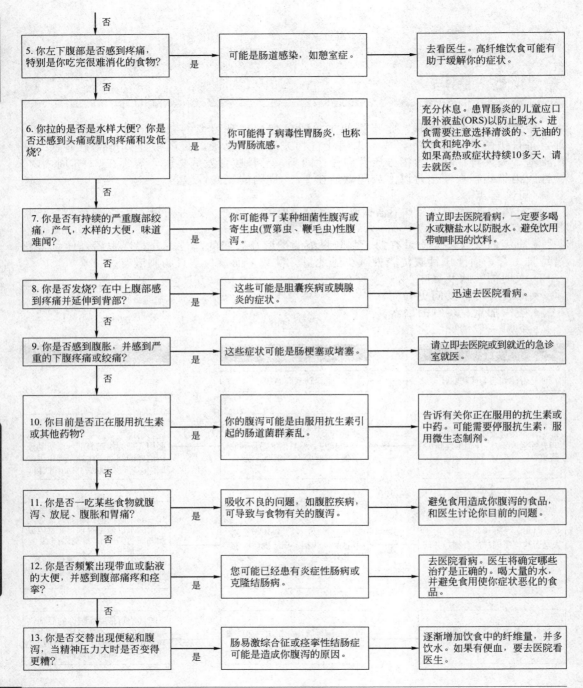

否

5. 你左下腹部是否感到疼痛，特别是你吃完很难消化的食物？ → 是 → 可能是肠道感染，如憩室症。 → 去看医生。高纤维饮食可能有助于缓解你的症状。

否

6. 你拉的是否是水样大便？你是否还感到头痛或肌肉疼痛和发低烧？ → 是 → 你可能得了病毒性胃肠炎，也称为胃肠流感。 → 充分休息。患胃肠炎的儿童应口服补液盐(ORS)以防止脱水。进食需要注意选择清淡的、无油的饮食和纯净水。如果高热或症状持续10多天，请去就医。

否

7. 你是否有持续的严重腹部绞痛，产气，水样的大便，味道难闻？ → 是 → 你可能得了某种细菌性腹泻或寄生虫(贾第虫、鞭毛虫)性腹泻。 → 请立即去医院看病，一定要多喝水或糖盐水以防脱水。避免饮用带咖啡因的饮料。

否

8. 你是否发烧？在中上腹部感到疼痛并延伸到背部？ → 是 → 这些可能是胆囊疾病或胰腺炎的症状。 → 迅速去医院看病。

否

9. 你是否感到腹胀，并感到严重的下腹疼痛或绞痛？ → 是 → 这些症状可能是肠梗塞或堵塞。 → 请立即去医院或到就近的急诊室就医。

否

10. 你目前是否正在服用抗生素或其他药物？ → 是 → 你的腹泻可能是由服用抗生素引起的肠道菌群紊乱。 → 告诉有关你正在服用的抗生素或中药。可能需要停服抗生素，服用微生态制剂。

否

11. 你是否一吃某些食物就腹泻、放屁、腹胀和胃痛？ → 是 → 吸收不良的问题，如腹腔疾病，可导致与食物有关的腹泻。 → 避免食用造成你腹泻的食品，和医生讨论你目前的问题。

否

12. 你是否频繁出现带血或黏液的大便，并感到腹部痛疼和痉挛？ → 是 → 您可能已经患有炎症性肠病或克隆结肠病。 → 去医院看病。医生将确定哪些治疗是正确的。喝大量的水，并避免食用使你症状恶化的食品。

否

13. 你是否交替出现便秘和腹泻，当精神压力大时是否变得更糟？ → 是 → 肠易激综合征或痉挛性结肠症可能是造成你腹泻的原因。 → 逐渐增加饮食中的纤维量，并多饮水。如果有便血，要去医院看医生。

否

14. 你是否曾经有过慢性便秘，但突然出现水样大便？ → 是 → 可能是粪便嵌塞，一大块干硬的粪便堵在直肠。 → 找医生看病。

1.7 咽喉疾病

　　咽痛是咽炎常见症状之一，但非咽炎所独有，许多其他疾病也会出现咽痛。咽部的疼痛感觉神经纤维来源于舌咽神经、三叉神经、副神经和迷走神经。咽喉疼痛、口腔溃疡，以及伴随着其他感冒和流感的症状，都是常见的问题。

◎◎ 问诊要点：

- 探询全身症状如何？是否发烧，咽部是否疼痛？是否咳嗽？
- 查看咽部扁桃体是否红肿、化脓？
- 查看血象化验单，检查白细胞计数是否升高？中性粒细胞是否增多？

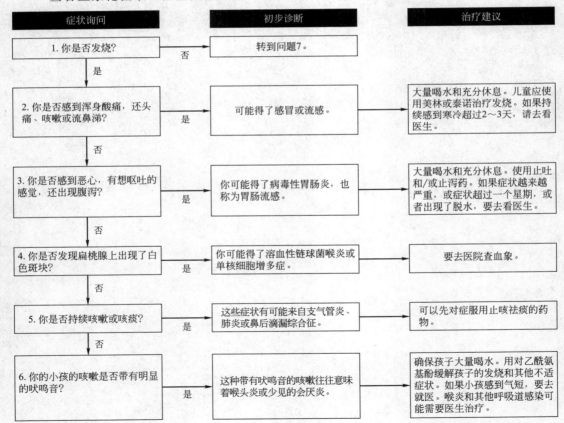

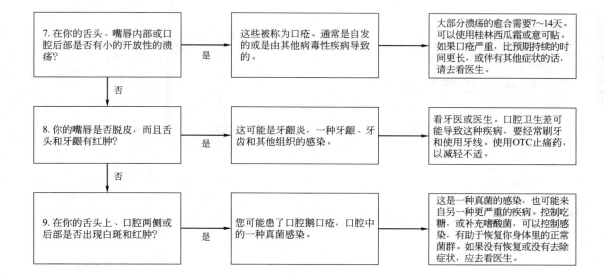

7. 在你的舌头、嘴唇内部或口腔后部是否有小的开放性的溃疡?

否 →

→ 是 → 这些被称为口疮。通常是自发的或是由其他病毒性疾病导致的。

→ 大部分溃疡的愈合需要7~14天。可以使用桂林西瓜霜或意可贴。如果口疮严重,比预期持续的时间更长,或伴有其他症状的话,请去看医生。

8. 你的嘴唇是否脱皮,而且舌头和牙龈有红肿?

否 →

→ 是 → 这可能是牙龈炎,一种牙龈、牙齿和其他组织的感染。

→ 看牙医或医生。口腔卫生差可能导致这种疾病,要经常刷牙和使用牙线。使用OTC止痛药,以减轻不适。

9. 在你的舌头上、口腔两侧或后部是否出现白斑和红肿?

→ 是 → 您可能患了口腔鹅口疮,口腔中的一种真菌感染。

→ 这是一种真菌的感染,也可能来自另一种更严重的疾病。控制吃糖,或补充嗜酸菌,可以控制感染,有助于恢复你身体里的正常菌群。如果没有恢复或没有去除症状,应去看医生。

1.8 急性腹痛

几乎每个人都可能碰到"胃痛"问题。突然的严重腹痛叫做急性腹痛，是不能忽视的，经常表明会有一些严重的问题。如腹痛超过 3 天，则属于慢性腹痛。

●● 问诊要点

• 腹痛与年龄、性别、职业的关系（幼儿常见原因有先天畸形、肠套叠、蛔虫，而青壮年以急性阑尾炎、胰腺炎、消化性溃疡等多见，中老年以胆囊炎、胆石症、恶性肿瘤、心血管疾病多见，育龄妇女要考虑卵巢囊肿扭转、宫外孕等，有长期铅接触史者要考虑铅中毒）。

• 腹痛起病情况（有无饮食、外科手术等诱因）。

• 腹痛的部位（腹痛的部位多代表疾病部位，对牵涉痛的理解更有助于判断疾病部位和性质）。

• 腹痛的性质和严重程度（烧灼样痛多与化学性质有关，如胃酸的刺激；绞痛多为空脏器痉挛、扩张或梗阻；持续钝痛可能为实质脏器牵张或腹膜外刺激所致；剧烈刀割样疼痛多为脏器穿孔或严重炎症所致；隐痛或胀痛反映病变轻微，可能是脏器轻度扩张或包膜牵扯等所致）。

• 腹痛时间（与进食、活动、体位有关系）。

• 既往病史。

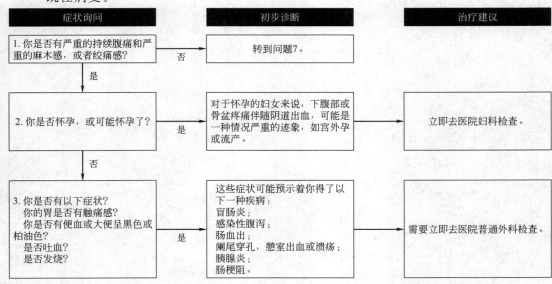

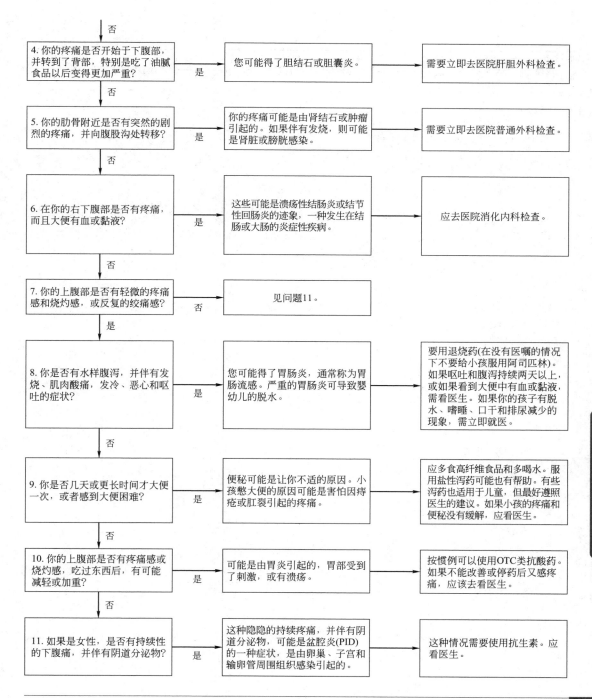

否

4. 你的疼痛是否开始于下腹部，并转到了背部，特别是吃了油腻食品以后变得更加严重？ —是→ 您可能得了胆结石或胆囊炎。 —→ 需要立即去医院肝胆外科检查。

否

5. 你的肋骨附近是否有突然的剧烈的疼痛，并向腹股沟处转移？ —是→ 你的疼痛可能是由肾结石或肿瘤引起的。如果伴有发烧，则可能是肾脏或膀胱感染。 —→ 需要立即去医院普通外科检查。

否

6. 在你的右下腹部是否有疼痛，而且大便有血或黏液？ —是→ 这些可能是溃疡性结肠炎或结节性回肠炎的迹象，一种发生在结肠或大肠的炎症性疾病。 —→ 应去医院消化内科检查。

否

7. 你的上腹部是否有轻微的疼痛感和烧灼感，或反复的绞痛感？ —否→ 见问题11。

是

8. 你是否有水样腹泻，并伴有发烧、肌肉酸痛，发冷、恶心和呕吐的症状？ —是→ 您可能得了胃肠炎，通常称为胃肠流感。严重的胃肠炎可导致婴幼儿的脱水。 —→ 要用退烧药(在没有医嘱的情况下不要给小孩服用阿司匹林)。如果呕吐和腹泻持续两天以上，或如果看到大便中有血或黏液，需看医生。如果你的孩子有脱水、嗜睡、口干和排尿减少的现象，需立即就医。

否

9. 你是否几天或更长时间才大便一次，或者感到大便困难？ —是→ 便秘可能是让你不适的原因。小孩憋大便的原因可能是害怕因痔疮或肛裂引起的疼痛。 —→ 应多食高纤维食品和多喝水。服用盐性泻药可能也有帮助。有些泻药也适用于儿童，但最好遵照医生的建议。如果小孩的疼痛和便秘没有缓解，应看医生。

否

10. 你的上腹部是否有疼痛感或烧灼感，吃过东西后，有可能减轻或加重？ —是→ 可能是由胃炎引起的，胃部受到了刺激，或有溃疡。 —→ 按惯例可以使用OTC类抗酸药。如果不能改善或停药后又感疼痛，应该去看医生。

否

11. 如果是女性，是否有持续性的下腹痛，并伴有阴道分泌物？ —是→ 这种隐隐的持续疼痛，并伴有阴道分泌物，可能是盆腔炎(PID)的一种症状，是由卵巢、子宫和输卵管周围组织感染引起的。 —→ 这种情况需要使用抗生素。应看医生。

1.8 急性腹痛

否

12. 你是否在下腹部有一些轻微的疼痛、不适感或压迫感，在小便时还会有灼热感？

是

膀胱炎，尿路感染的一种，会产生疼痛感，并能造成腹部不适。

应立即去医院化验尿样。

1.9 慢性腹痛

　　持续的或周期性的腹痛，通常称为慢性腹痛，诊断起来比较困难，经常让患者和医生都感到比较棘手。问诊见急性腹痛部分。

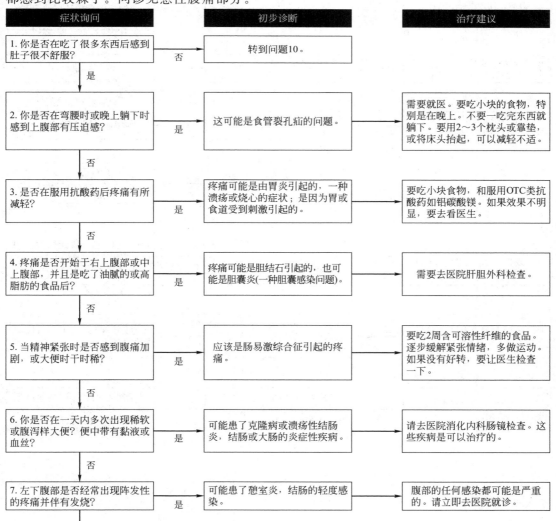

症状询问	初步诊断	治疗建议
1. 你是否在吃了很多东西后感到肚子很不舒服？ — 否 →	转到问题10。	
是 ↓		
2. 你是否在弯腰时或晚上躺下时感到上腹部有压迫感？ — 是 →	这可能是食管裂孔疝的问题。	需要就医。要吃小块的食物，特别是在晚上。不要一吃完东西就躺下。要用2～3个枕头或靠垫，或将床头抬起，可以减轻不适。
否 ↓		
3. 是否在服用抗酸药后疼痛有所减轻？ — 是 →	疼痛可能是由胃炎引起的，一种溃疡或烧心的症状；是因为胃或食道受到刺激引起的。	要吃小块食物，和服用OTC类抗酸药如铝碳酸镁。如果效果不明显，要去看医生。
否 ↓		
4. 疼痛是否开始于右上腹部或中上腹部，并且是吃了油腻的或高脂肪的食品后？ — 是 →	疼痛可能是胆结石引起的，也可能是胆囊炎(一种胆囊感染问题)。	需要去医院肝胆外科检查。
否 ↓		
5. 当精神紧张时是否感到腹痛加剧，或大便时干时稀？ — 是 →	应该是肠易激综合征引起的疼痛。	要吃2周含可溶性纤维的食品。逐步缓解紧张情绪，多做运动。如果没有好转，要让医生检查一下。
否 ↓		
6. 你是否在一天内多次出现稀软或腹泻样大便？便中带有黏液或血丝？ — 是 →	可能患了克隆病或溃疡性结肠炎，结肠或大肠的炎症性疾病。	请去医院消化内科肠镜检查。这些疾病是可以治疗的。
否 ↓		
7. 左下腹部是否经常出现阵发性的疼痛并伴有发烧？ — 是 →	可能患了憩室炎，结肠的轻度感染。	腹部的任何感染都可能是严重的。请立即去医院就诊。

1.9 慢性腹痛

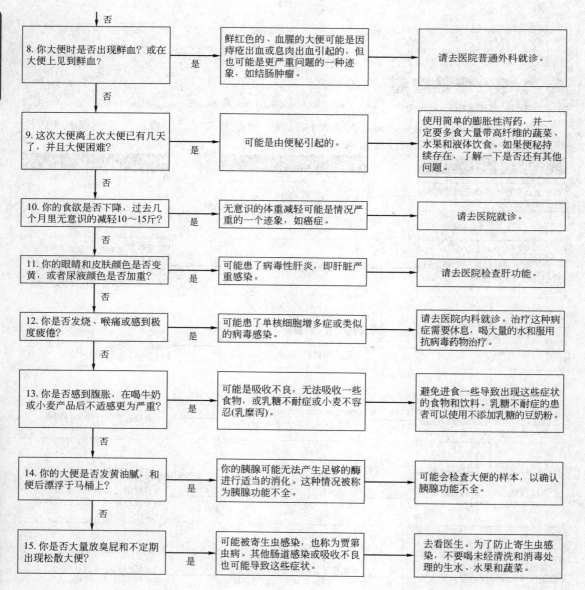

否

8. 你大便时是否出现鲜血？或在大便上见到鲜血？ ——是——> 鲜红色的、血腥的大便可能是因痔疮出血或息肉出血引起的，但也可能是更严重问题的一种迹象，如结肠肿瘤。 ——> 请去医院普通外科就诊。

否

9. 这次大便离上次大便已有几天了，并且大便困难？ ——是——> 可能是由便秘引起的。 ——> 使用简单的膨胀性泻药，并一定要多食大量带高纤维的蔬菜、水果和液体饮食。如果便秘持续存在，了解一下是否还有其他问题。

否

10. 你的食欲是否下降，过去几个月里无意识的减轻10～15斤？ ——是——> 无意识的体重减轻可能是情况严重的一个迹象，如癌症。 ——> 请去医院就诊。

否

11. 你的眼睛和皮肤颜色是否变黄，或者尿液颜色是否加重？ ——是——> 可能患了病毒性肝炎，即肝脏严重感染。 ——> 请去医院检查肝功能。

否

12. 你是否发烧、喉痛或感到极度疲倦？ ——是——> 可能患了单核细胞增多症或类似的病毒感染。 ——> 请去医院内科就诊。治疗这种病症需要休息，喝大量的水和服用抗病毒药物治疗。

否

13. 你是否感到腹胀，在喝牛奶或小麦产品后不适感更为严重？ ——是——> 可能是吸收不良，无法吸收一些食物，或乳糖不耐症或小麦不容忍(乳糜泻)。 ——> 避免进食一些导致出现这些症状的食物和饮料。乳糖不耐症的患者可以使用不添加乳糖的豆奶粉。

否

14. 你的大便是否发黄油腻，和便后漂浮于马桶上？ ——是——> 你的胰腺可能无法产生足够的酶进行适当的消化。这种情况被称为胰腺功能不全。 ——> 可能会检查大便的样本，以确认胰腺功能不全。

否

15. 你是否大量放臭屁和不定期出现松散大便？ ——是——> 可能被寄生虫感染，也称为贾第虫病。其他肠道感染或吸收不良也可能导致这些症状。 ——> 去看医生。为了防止寄生虫感染，不要喝未经清洗和消毒处理的生水、水果和蔬菜。

第2章
泌尿肛肠病症 >>>

● 2.1 泌尿系统疾病

　　泌尿系统各器官（肾脏、输尿管、膀胱、尿道）都可发生疾病，并波及整个系统。泌尿系统的疾病既可由身体其他系统病变引起，又可影响其他系统甚至全身。其主要表现在泌尿系统本身，如排尿改变、尿的改变、肿块、疼痛等，但亦可表现在其他方面，如高血压、水肿、贫血等。男性和女性都可能遇到排尿疼痛和排尿困难的问题。有时排尿问题可以预示着其他严重的问题。

●● 问诊要点

　　• 了解尿频程度，尿频是否伴有尿急或尿痛，如果三者皆有多为炎症。

　　• 尿痛的部位和时间，排尿时耻骨上区痛多为膀胱炎；排尿毕时尿道内或尿道口痛多为尿道炎。

　　• 是否伴有全身或泌尿系统症状，如发热畏寒、腹痛腰痛、乏力盗汗等。

　　• 出现尿频、尿急、尿痛前是否有明显原因，如劳累、受凉、月经期，是否接受导尿、尿路器械检查或流产术。

　　• 有无尿路感染的反复发作史，发作间隔有多长，是否做过尿培养，细菌种类有哪些以及药物使用的种类和疗程。

　　• 尿的颜色，如引起血尿的话，需了解是否进食引起红色尿的药品或食物，是否是女性月经期间，以排除假性血尿。

　　• 家族中有无耳聋或肾炎史。

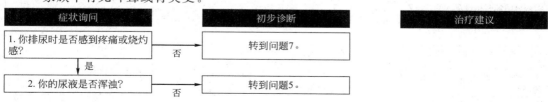

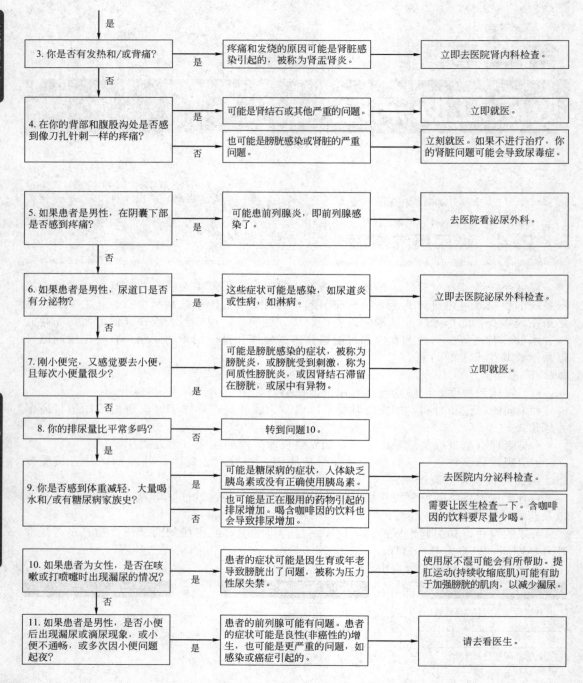

是

3. 你是否有发热和/或背痛？ → 是 → 疼痛和发烧的原因可能是肾脏感染引起的，被称为肾盂肾炎。 → 立即去医院肾内科检查。

否

4. 在你的背部和腹股沟处是否感到像刀扎针刺一样的疼痛？ → 是 → 可能是肾结石或其他严重的问题。 → 立即就医。

否 → 也可能是膀胱感染或肾脏的严重问题。 → 立刻就医。如果不进行治疗，你的肾脏问题可能会导致尿毒症。

5. 如果患者是男性，在阴囊下部是否感到疼痛？ → 是 → 可能患前列腺炎，即前列腺感染了。 → 去医院看泌尿外科。

否

6. 如果患者是男性，尿道口是否有分泌物？ → 是 → 这些症状可能是感染，如尿道炎或性病，如淋病。 → 立即去医院泌尿外科检查。

否

7. 刚小便完，又感觉要去小便，且每次小便量很少？ → 是 → 可能是膀胱感染的症状，被称为膀胱炎，或膀胱受到刺激，称为间质性膀胱炎，或因肾结石滞留在膀胱，或尿中有异物。 → 立即就医。

否

8. 你的排尿量比平常多吗？ → 否 → 转到问题10。

是

9. 你是否感到体重减轻，大量喝水和/或有糖尿病家族史？ → 是 → 可能是糖尿病的症状，人体缺乏胰岛素或没有正确使用胰岛素。 → 去医院内分泌科检查。

否 → 也可能是正在服用的药物引起的排尿增加。喝含咖啡因的饮料也会导致排尿增加。 → 需要让医生检查一下。含咖啡因的饮料要尽量少喝。

10. 如果患者为女性，是否在咳嗽或打喷嚏时出现漏尿的情况？ → 是 → 患者的症状可能是因生育或年老导致膀胱出了问题，被称为压力性尿失禁。 → 使用尿不湿可能会有所帮助。提肛运动(持续收缩底肌)可能有助于加强膀胱的肌肉，以减少漏尿。

否

11. 如果患者是男性，是否小便后出现漏尿或滴尿现象，或小便不通畅，或多次因小便问题起夜？ → 是 → 患者的前列腺可能有问题。患者的症状可能是良性(非癌性的)增生，也可能是更严重的问题，如感染或癌症引起的。 → 请去看医生。

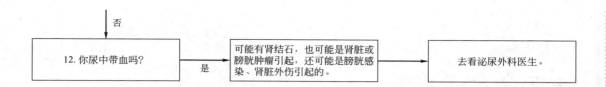

否

12. 你尿中带血吗? ————是————> 可能有肾结石，也可能是肾脏或膀胱肿瘤引起，还可能是膀胱感染、肾脏外伤引起的。 ————> 去看泌尿外科医生。

2.2 肛肠疾病

　　肛肠疾病是人类特有的常见病、多发病。从广义上说发生在肛门、大肠上的各种疾病都叫肛肠病。从狭义上说是发生在肛门与直肠上的各种疾病，其中临床常见的、最多的肛肠疾病可以归纳为四大疾病：痔疮、肛裂、肛瘘、肛周脓肿。

问诊要点

- 是否出现肛裂，典型表现为疼痛、便秘和出血。
- 肛周是否有持续性跳痛，坐或行走时疼痛加重，骨盆直肠间隙脓肿多为下腹部或直肠区痛，会阴部坠胀感，便意不尽。
- 是否有发热、畏寒、头痛、恶心。
- 肛旁皮肤瘘口，是否流出脓性分泌物。
- 排便时是否出血，痔块脱出、疼痛。

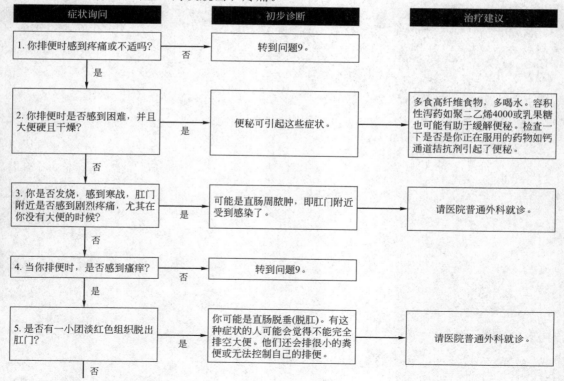

症状询问		初步诊断	治疗建议
1. 你排便时感到疼痛或不适吗？	否	转到问题9。	
2. 你排便时是否感到困难，并且大便硬且干燥？	是	便秘可引起这些症状。	多食高纤维食物，多喝水。容积性泻药如聚二乙烯4000或乳果糖也可能有助于缓解便秘。检查一下是否是你正在服用的药物如钙通道拮抗剂引起了便秘。
3. 你是否发烧，感到寒战，肛门附近是否感到剧烈疼痛，尤其在你没有大便的时候？	是	可能是直肠周脓肿，即肛门附近受到感染了。	请医院普通外科就诊。
4. 当你排便时，是否感到瘙痒？	否	转到问题9。	
5. 是否有一小团淡红色组织脱出肛门？	是	你可能是直肠脱垂(脱肛)。有这种症状的人可能会觉得不能完全排空大便。他们还会排很小的粪便或无法控制自己的排便。	请医院普通外科就诊。

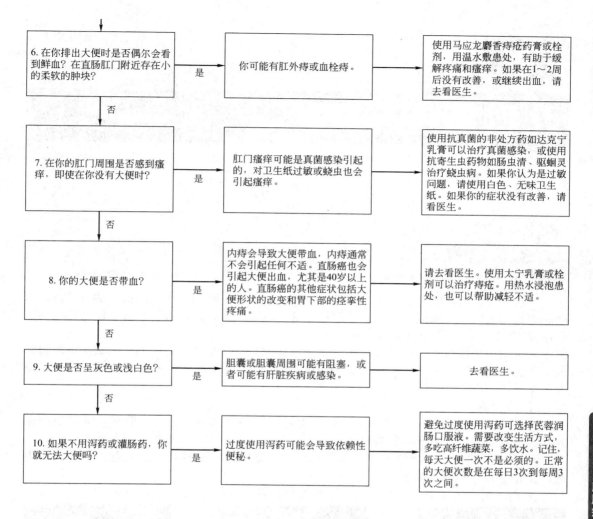

6. 在你排出大便时是否偶尔会看到鲜血？在直肠肛门附近存在小的柔软的肿块？

是 → 你可能有肛外痔或血栓痔。

→ 使用马应龙麝香痔疮药膏或栓剂，用温水敷患处，有助于缓解疼痛和瘙痒。如果在1～2周后没有改善，或继续出血，请去看医生。

否

7. 在你的肛门周围是否感到瘙痒，即使在你没有大便时？

是 → 肛门瘙痒可能是真菌感染引起的，对卫生纸过敏或蛲虫也会引起瘙痒。

→ 使用抗真菌的非处方药如达克宁乳膏可以治疗真菌感染，或使用抗寄生虫药物如肠虫清、驱蛔灵治疗蛲虫病。如果你认为是过敏问题，请使用白色、无味卫生纸。如果你的症状没有改善，请看医生。

否

8. 你的大便是否带血？

是 → 内痔会导致大便带血，内痔通常不会引起任何不适。直肠癌也会引起大便出血，尤其是40岁以上的人。直肠癌的其他症状包括大便形状的改变和胃下部的痉挛性疼痛。

→ 请去看医生。使用太宁乳膏或栓剂可以治疗痔疮。用热水浸泡患处，也可以帮助减轻不适。

否

9. 大便是否呈灰色或浅白色？

是 → 胆囊或胆囊周围可能有阻塞，或者可能有肝脏疾病或感染。

→ 去看医生。

否

10. 如果不用泻药或灌肠药，你就无法大便吗？

是 → 过度使用泻药可能会导致依赖性便秘。

→ 避免过度使用泻药可选择芪蓉润肠口服液。需要改变生活方式，多吃高纤维蔬菜，多饮水。记住，每天大便一次不是必须的。正常的大便次数是在每日3次到每周3次之间。

第3章

儿科病症 ▶▶▶

● 3.1 发热

正常小儿每天体温可有波动，波动幅度比成人大，一般以早晨为最低，傍晚最高。活动和进食均可以使体温升高，故测体温应在活动后半小时、进食后一小时。体温超过其基础体温 1℃以上时，则应考虑有病理情况存在。

由于幼童用嘴测量体温比较困难，采用直肠或腋窝测量是可行的办法。腋窝温度通常低于直肠温度 1℃，而直肠温度是最准确的。通常我们所说的体温就是指直肠体温。口中温度超过 40.5℃是危险的，需要立即就医。

●● 问诊要点

• 急性发作的高热，在儿科疾病中以上呼吸道感染最为常见，一般在早期均能根据其临床特点来确诊。对于某些长期发热而伴有特殊症状的，需要去医院进行检查。

• 对于低热小儿，需要注意是否面颊潮红、盗汗、体重减轻、面色苍白、萎软乏力等，注意是否有结核病接触史？

• 对于乳儿发热时出现哭闹不安、烦渴欲饮者，要注意是否患脱水热。

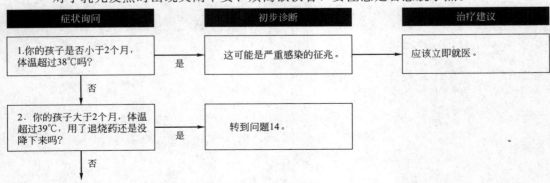

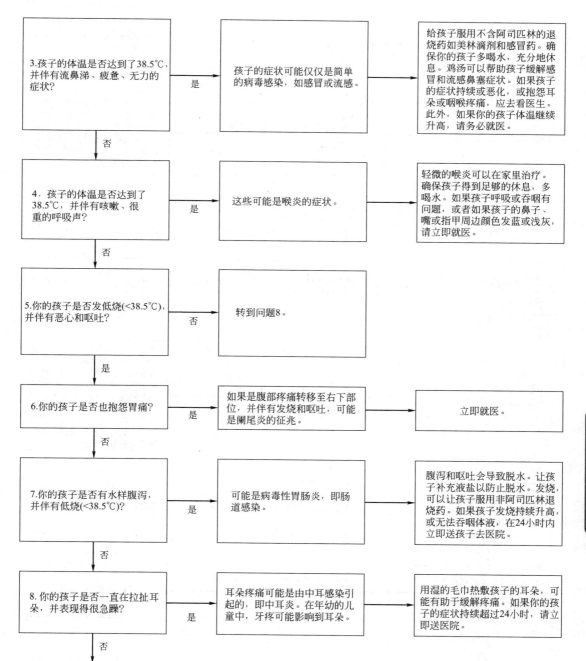

3. 孩子的体温是否达到了38.5℃，并伴有流鼻涕、疲惫、无力的症状？ —是→ 孩子的症状可能仅仅是简单的病毒感染，如感冒或流感。 —→ 给孩子服用不含阿司匹林的退烧药如美林滴剂和感冒药。确保你的孩子多喝水，充分地休息。鸡汤可以帮助孩子缓解感冒和流感鼻塞症状。如果孩子的症状持续或恶化，或抱怨耳朵或咽喉疼痛，应去看医生。此外，如果你的孩子体温继续升高，请务必就医。

否↓

4. 孩子的体温是否达到了38.5℃，并伴有咳嗽、很重的呼吸声？ —是→ 这些可能是喉炎的症状。 —→ 轻微的喉炎可以在家里治疗。确保孩子得到足够的休息，多喝水。如果孩子呼吸或吞咽有问题，或者如果孩子的鼻子、嘴或指甲周边颜色发蓝或浅灰，请立即就医。

否↓

5. 你的孩子是否发低烧(<38.5℃)，并伴有恶心和呕吐？ —否→ 转到问题8。

是↓

6. 你的孩子是否也抱怨胃痛？ —是→ 如果是腹部疼痛转移至右下部位，并伴有发烧和呕吐，可能是阑尾炎的征兆。 —→ 立即就医。

否↓

7. 你的孩子是否有水样腹泻，并伴有低烧(<38.5℃)？ —是→ 可能是病毒性胃肠炎，即肠道感染。 —→ 腹泻和呕吐会导致脱水。让孩子补充液盐以防止脱水。发烧，可以让孩子服用非阿司匹林退烧药。如果孩子发烧持续升高，或无法吞咽体液，在24小时内立即送孩子去医院。

否↓

8. 你的孩子是否一直在拉扯耳朵，并表现得很急躁？ —是→ 耳朵疼痛可能是由中耳感染引起的，即中耳炎。在年幼的儿童中，牙疼可能影响到耳朵。 —→ 用湿的毛巾热敷孩子的耳朵，可能有助于缓解疼痛。如果你的孩子的症状持续超过24小时，请立即送医院。

否↓

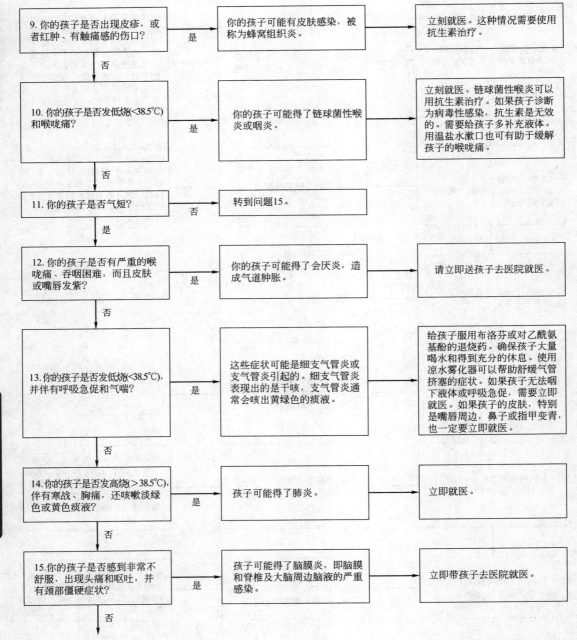

9. 你的孩子是否出现皮疹，或者红肿、有触痛感的伤口？ — 是 → 你的孩子可能有皮肤感染，被称为蜂窝组织炎。 → 立刻就医。这种情况需要使用抗生素治疗。

否 ↓

10. 你的孩子是否发低烧(<38.5℃)和喉咙痛？ — 是 → 你的孩子可能得了链球菌性喉炎或咽炎。 → 立刻就医。链球菌性喉炎可以用抗生素治疗。如果孩子诊断为病毒性感染，抗生素是无效的。需要给孩子多补充液体。用温盐水漱口也可有助于缓解孩子的喉咙痛。

否 ↓

11. 你的孩子是否气短？ — 否 → 转到问题15。

是 ↓

12. 你的孩子是否有严重的喉咙痛、吞咽困难，而且皮肤或嘴唇发紫？ — 是 → 你的孩子可能得了会厌炎，造成气道肿胀。 → 请立即送孩子去医院就医。

否 ↓

13. 你的孩子是否发低烧(<38.5℃)，并伴有呼吸急促和气喘？ — 是 → 这些症状可能是细支气管炎或支气管炎引起的。细支气管炎表现出的是干咳，支气管炎通常会咳出黄绿色的痰液。 → 给孩子服用布洛芬或对乙酰氨基酚的退烧药。确保孩子大量喝水和得到充分的休息。使用凉水雾化器可以帮助舒缓气管挤塞的症状。如果孩子无法咽下液体或呼吸急促，需要立即就医。如果孩子的皮肤，特别是嘴唇周边，鼻子或指甲变青，也一定要立即就医。

否 ↓

14. 你的孩子是否发高烧(>38.5℃)，伴有寒战、胸痛，还咳嗽淡绿色或黄色痰液？ — 是 → 孩子可能得了肺炎。 → 立即就医。

否 ↓

15. 你的孩子是否感到非常不舒服，出现头痛和呕吐，并有颈部僵硬症状？ — 是 → 孩子可能得了脑膜炎，即脑膜和脊椎及大脑周边脑液的严重感染。 → 立即带孩子去医院就医。

否 ↓

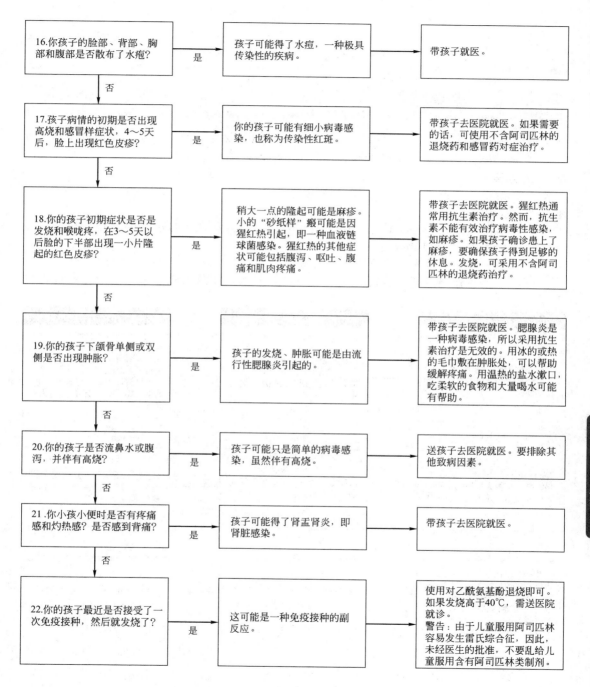

16.你孩子的脸部、背部、胸部和腹部是否散布了水疱？ —是→ 孩子可能得了水痘，一种极具传染性的疾病。 → 带孩子就医。

17.孩子病情的初期是否出现高烧和感冒样症状，4～5天后，脸上出现红色皮疹？ —是→ 你的孩子可能有细小病毒感染，也称为传染性红斑。 → 带孩子去医院就医。如果需要的话，可使用不含阿司匹林的退烧药和感冒药对症治疗。

18.你的孩子初期症状是否是发烧和喉咙疼，在3～5天以后脸的下半部出现一小片隆起的红色皮疹？ —是→ 稍大一点的隆起可能是麻疹。小的"砂纸样"瘢可能是因猩红热引起，即一种血液链球菌感染。猩红热的其他症状可能包括腹泻、呕吐、腹痛和肌肉疼痛。 → 带孩子去医院就医。猩红热通常用抗生素治疗。然而，抗生素不能有效治疗病毒性感染，如麻疹。如果孩子确诊患上了麻疹，要确保孩子得到足够的休息。发烧，可采用不含阿司匹林的退烧药治疗。

19.你的孩子下颌骨单侧或双侧是否出现肿胀？ —是→ 孩子的发烧、肿胀可能是由流行性腮腺炎引起的。 → 带孩子去医院就医。腮腺炎是一种病毒感染，所以采用抗生素治疗是无效的。用冰的或热的毛巾敷在肿胀处，可以帮助缓解疼痛。用温热的盐水漱口，吃柔软的食物和大量喝水可能有帮助。

20.你的孩子是否流鼻水或腹泻，并伴有高烧？ —是→ 孩子可能只是简单的病毒感染，虽然伴有高烧。 → 送孩子去医院就医。要排除其他致病因素。

21.你小孩小便时是否有疼痛感和灼热感？是否感到背痛？ —是→ 孩子可能得了肾盂肾炎，即肾脏感染。 → 带孩子去医院就医。

22.你的孩子最近是否接受了一次免疫接种，然后就发烧了？ —是→ 这可能是一种免疫接种的副反应。 → 使用对乙酰氨基酚退烧即可。如果发烧高于40℃，需送医院就诊。
警告：由于儿童服用阿司匹林容易发生雷氏综合征，因此，未经医生的批准，不要乱给儿童服用含阿司匹林类制剂。

3.2 恶心呕吐

小孩无法进食或进食喝水困难时，父母会感到非常不安。许多轻微的疾病可能会导致"酸胃"或吞咽困难。有时，恶心和呕吐可能是一种较严重的迹象。

●● 问诊要点

• 了解呕吐情况，是否与食物、药物有关？呕吐是否为周期性发作？或反复不停，还是喷射状的？

• 注意呕吐时间，是在晨起并伴剧烈咳嗽？还是进食含脂肪过高的食物后出现？或进食时或进食后立即出现呕吐？

• 观察呕吐物的性质，看看含不含胃酸和乳类凝块？是否有胆汁或粪便样物？

• 呕吐是否伴随腹痛、腹泻、便秘、便血等症状，注意发热、头痛、精神和性格改变等。

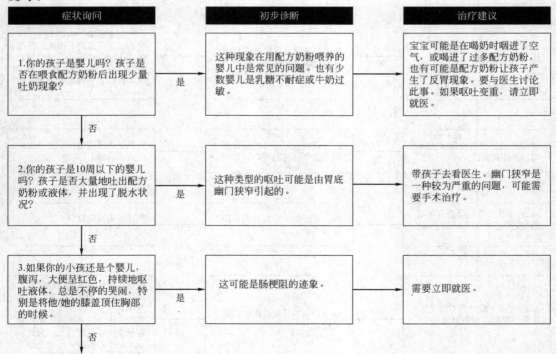

症状询问		初步诊断	治疗建议
1.你的孩子是婴儿吗？孩子是否在喂食配方奶粉后出现少量吐奶现象？	是	这种现象在用配方奶粉喂养的婴儿中是常见的问题。也有少数婴儿是乳糖不耐症或牛奶过敏。	宝宝可能是在喝奶时咽进了空气，或喝进了过多配方奶粉，也有可能是配方奶粉让孩子产生了反胃现象。要与医生讨论此事。如果呕吐变重，请立即就医。
否			
2.你的孩子是10周以下的婴儿吗？孩子是否大量地吐出配方奶粉或液体，并出现了脱水状况？	是	这种类型的呕吐可能是由胃底幽门狭窄引起的。	带孩子去看医生。幽门狭窄是一种较为严重的问题，可能需要手术治疗。
否			
3.如果你的小孩还是个婴儿，腹泻，大便呈红色，持续地呕吐液体，总是不停的哭闹，特别是将他/她的膝盖顶住胸部的时候。	是	这可能是肠梗阻的迹象。	需要立即就医。
否			

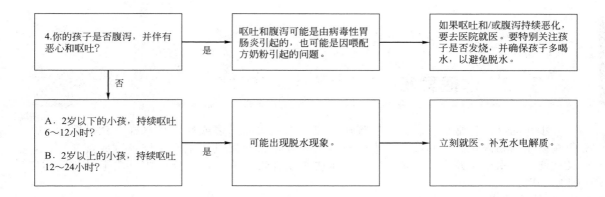

3.3 排便异常

　　小儿的排便异常也反映出一些疾病，如果排便次数过多或性质呈水样，就是腹泻了。而粪便在结肠内积滞时间过长，水分被过量吸收，致粪便过于干燥坚硬，造成排便困难，又称便秘。由于小儿个体习惯不一样，排便次数有较大差异，部分小儿习惯于每2～3日排便一次。

●● 问诊要点

- 根据性质判断小儿排便的问题，是否腹泻，或有无便秘，排便次数多少？
- 排便是否有困难？有时虽一日排便数次，但每次分量极少，仍有大量坚硬粪便留在结肠或直肠。
- 要询问小儿每日的饮水量、饮食情况或质量如何？饮食中所含蛋白质是否过多？
- 家里是否突然改变饮食及生活习惯。

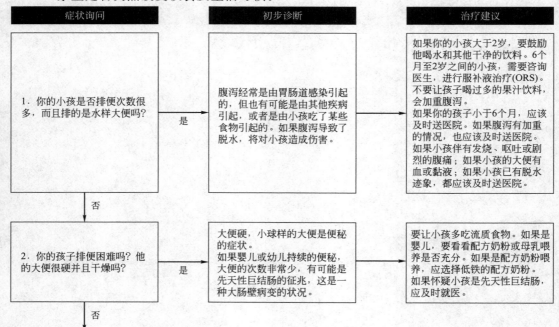

症状询问	初步诊断	治疗建议
1. 你的小孩是否排便次数很多，而且排的是水样大便吗？ 是	腹泻经常是由胃肠道感染引起的，但也有可能是由其他疾病引起，或者是由小孩吃了某些食物引起的。如果腹泻导致了脱水，将对小孩造成伤害。	如果你的小孩大于2岁，要鼓励他喝水和其他干净的饮料。6个月至2岁之间的小孩，需要咨询医生，进行服补液治疗(ORS)。不要让孩子喝过多的果汁饮料，会加重腹泻。 如果你的孩子小于6个月，应该及时送医院。如果腹泻有加重的情况，也应该及时送医院。如果小孩伴有发烧、呕吐或剧烈的腹痛；如果小孩的大便有血或黏液；如果小孩已有脱水迹象，都应该及时送医院。
否 2. 你的孩子排便困难吗？他的大便很硬并且干燥吗？ 是	大便硬，小球样的大便是便秘的症状。 如果婴儿或幼儿持续的便秘，大便的次数非常少，有可能是先天性巨结肠的征兆，这是一种大肠壁病变的状况。	要让小孩多吃流质食物。如果是婴儿，要看看配方奶粉或母乳喂养是否充分。如果是配方奶粉喂养，应选择低铁的配方奶粉。如果怀疑小孩是先天性巨结肠，应及时就医。

否

第 3 章 儿科病症

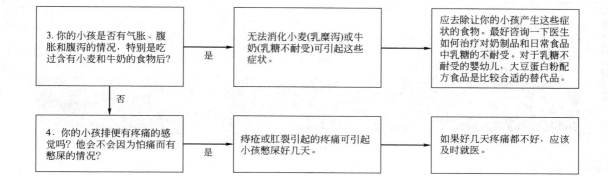

3. 你的小孩是否有气胀、腹胀和腹泻的情况，特别是吃过含有小麦和牛奶的食物后？ —— 是 —→ 无法消化小麦(乳糜泻)或牛奶(乳糖不耐受)可引起这些症状。 —→ 应去除让你的小孩产生这些症状的食物。最好咨询一下医生如何治疗对奶制品和日常食品中乳糖的不耐受。对于乳糖不耐受的婴幼儿，大豆蛋白粉配方食品是比较合适的替代品。

否

4. 你的小孩排便有疼痛的感觉吗？他会不会因为怕痛而有憋屎的情况？ —— 是 —→ 痔疮或肛裂引起的疼痛可引起小孩憋屎好几天。 —→ 如果好几天疼痛都不好，应该及时就医。

第4章
妇科病症 >>>

● 4.1 外阴及阴道炎症

　　外阴及阴道炎是妇科最常见的疾病，各年龄组均可发病。外阴及阴道与尿道、肛门毗邻，局部潮湿，易受感染；生育年龄妇女性生活较为频繁，且外阴及阴道是分娩、宫腔操作的必经之路，容易受到损伤及外界病原体感染，绝经后妇女及婴幼儿雌激素水平低，局部抵抗力下降，也易发生感染。

●● 问诊要点

- 应仔细询问有无外阴瘙痒、肿胀、疼痛、灼热感，其发病时间、诱因、性质。
- 有无阴道分泌物、量、颜色、性质和气味异常。
- 有无尿频、尿急、尿痛等症状。
- 起病前外阴有无接触过敏物质。
- 询问患者既往有无类似病史，有无糖尿病、尿瘘、粪瘘或泌尿系统疾病及全身慢性疾病。
- 有无药物、食物过敏史，是否在服用避孕药、免疫抑制剂或抗生素。
- 询问其丈夫有无生殖系统炎症。

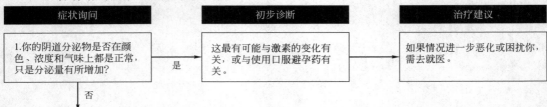

症状询问	初步诊断	治疗建议
1.你的阴道分泌物是否在颜色、浓度和气味上都是正常，只是分泌量有所增加？	这最有可能与激素的变化有关，或与使用口服避孕药有关。	如果情况进一步恶化或困扰你，需去就医。

是

否

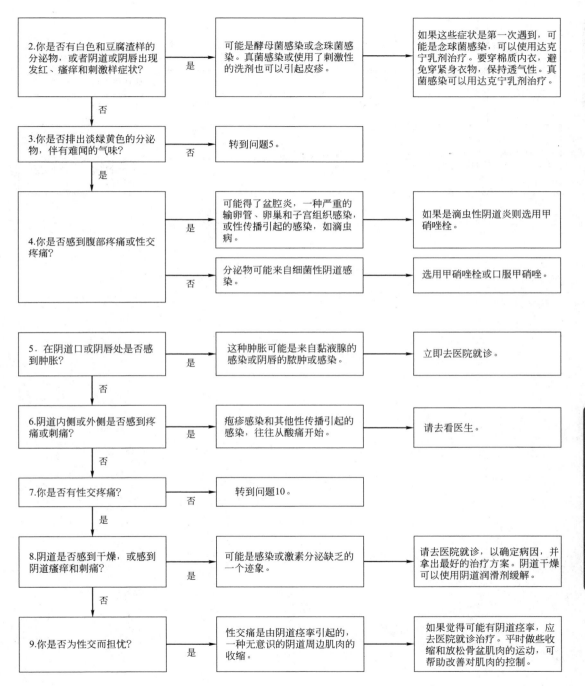

2.你是否有白色和豆腐渣样的分泌物，或者阴道或阴唇出现发红、瘙痒和刺激样症状？ —— 是 —— 可能是酵母菌感染或念珠菌感染。真菌感染或使用了刺激性的洗剂也可以引起皮疹。 —— 如果这些症状是第一次遇到，可能是念球菌感染，可以使用达克宁乳剂治疗。要穿棉质内衣，避免穿紧身衣物，保持透气性。真菌感染可以用达克宁乳剂治疗。

否

3.你是否排出淡绿黄色的分泌物，伴有难闻的气味？ —— 否 —— 转到问题5。

是

4.你是否感到腹部疼痛或性交疼痛？
—— 是 —— 可能得了盆腔炎，一种严重的输卵管、卵巢和子宫组织感染，或性传播引起的感染，如滴虫病。 —— 如果是滴虫性阴道炎则选用甲硝唑栓。
—— 否 —— 分泌物可能来自细菌性阴道感染。 —— 选用甲硝唑栓或口服甲硝唑。

5．在阴道口或阴唇处是否感到肿胀？ —— 是 —— 这种肿胀可能是来自黏液腺的感染或阴唇的脓肿或感染。 —— 立即去医院就诊。

否

6.阴道内侧或外侧是否感到疼痛或刺痛？ —— 是 —— 疱疹感染和其他性传播引起的感染，往往从酸痛开始。 —— 请去看医生。

否

7.你是否有性交疼痛？ —— 否 —— 转到问题10。

是

8.阴道是否感到干燥，或感到阴道瘙痒和刺痛？ —— 是 —— 可能是感染或激素分泌缺乏的一个迹象。 —— 请去医院就诊，以确定病因，并拿出最好的治疗方案。阴道干燥可以使用阴道润滑剂缓解。

否

9.你是否为性交而担忧？ —— 是 —— 性交痛是由阴道痉挛引起的，一种无意识的阴道周边肌肉的收缩。 —— 如果觉得可能有阴道痉挛，应去医院就诊治疗。平时做些收缩和放松骨盆肌肉的运动，可帮助改善对肌肉的控制。

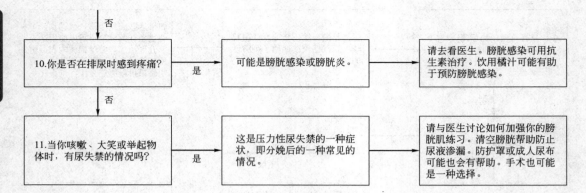

⬤ 4.2　月经疾病

从月经紊乱到痛经，月经周期的问题是妇女常见的问题，但通常并不严重。

⬤⬤ 问诊要点

- 询问经期是否正常，是否提前或推后，经期是否延长。
- 经量是多还是少，经色是深还是淡？行经是否顺畅？是否有血块？
- 经前是否疼痛、是否怕冷喜热？
- 行经期间乳房是否胀痛？
- 是否感到头晕、疲倦无力、心悸气短？
- 是否有腰酸腿疼、夜尿多？

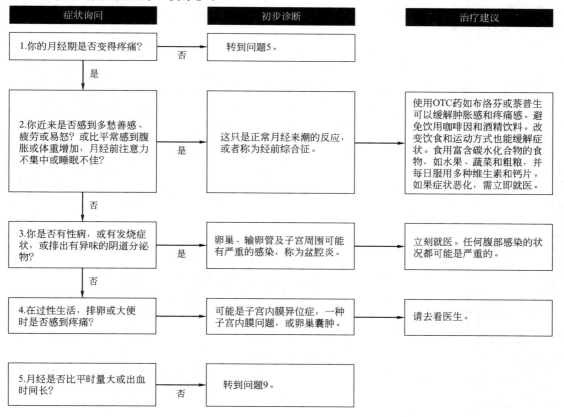

症状询问	初步诊断	治疗建议
1.你的月经期是否变得疼痛？ → 否	转到问题5。	
2.你近来是否感到多愁善感、疲劳或易怒？或比平常感到腹胀或体重增加，月经前注意力不集中或睡眠不佳？ → 是	这只是正常月经来潮的反应，或者称为经前综合征。	使用OTC药如布洛芬或萘普生可以缓解肿胀感和疼痛感。避免饮用咖啡因和酒精饮料。改变饮食和运动方式也能缓解症状。食用富含碳水化合物的食物，如水果、蔬菜和粗粮，并每日服用多种维生素和钙片。如果症状恶化，需立即就医。
3.你是否有性病，或有发烧症状，或排出有异味的阴道分泌物？ → 是	卵巢、输卵管及子宫周围可能有严重的感染，称为盆腔炎。	立刻就医。任何腹部感染的状况都可能是严重的。
4.在过性生活，排卵或大便时是否感到疼痛？ →	可能是子宫内膜异位症，一种子宫内膜问题，或卵巢囊肿。	请去看医生。
5.月经是否比平时量大或出血时间长？ → 否	转到问题9。	

是

6.是否使用了宫内节育器? —是→ 宫内避孕器可能造成这样的变化。 → 请去看医生。

否

7.是否有持续的想小便的感觉，或者是否有盆腔压迫感、便秘或背部或双腿疼痛? —是→ 可能是由子宫肌瘤引起的，一种子宫内的非癌性肿瘤。 → 请去看医生。

否

8.是否感到肌肉疼痛，或关节肿胀僵硬，喉咙紧或肿胀，和/或两腿发软的感觉? —是→ 可能是甲状腺问题，如桥本氏病。 → 请去看医生。

9.月经是否不规律，经量很少或已停止了? —否→ 转到问题14。

是

10.乳房是否有触痛感，并伴有腹胀或恶心? —是→ 可能得了卵巢囊肿，或者是怀孕了。 → 如果怀疑是怀孕的话，在家做一个怀孕测试。如果结果阳性，请去医院就医确认。如果确认不是孕妇且症状持续出现，请去看医生。

否

11.是否服用了避孕药? —是→ 一些妇女在服用避孕药时，会错过经期。在个别情况下可能是避孕失败。 → 看看是否在下一次服药后来月经。如果你有怀孕迹象，或者在第2个月没有月经，请去看医生。

否

12.你的年龄是否在35岁以上? —是→ 如果原来月经一直很正常，可能是更年期过早的到来；如果原来就月经不调，可能是子宫肌瘤、激素分泌不正常等问题引起的。 → 请去看医生。

否

13.你是否觉得无精打采，或是无原因的体重增加或降低? —是→ 可能是激素分泌问题，如甲状腺问题。如果体重急剧下降，月经停止或不正常，可能出现了神经性厌食症。 → 请去看医生。

否

| 14.是否在非月经期出血，或更年期后再次来潮？ | 是 | 可能是纤维肌瘤、子宫内膜异位症引起的，或由一种更为严重的情况引起的，如子宫内膜癌。 | 去看医生。早期发现子宫内膜癌对于成功治疗是非常重要的。 |

● 4.3 乳腺疾病

　　乳房肿块、疼痛、分泌异常或皮肤异常可能是一个小问题，也可能是一个严重的问题。因此，重要的是要注意其不寻常的变化。

●● 问诊要点

- 乳腺是否疼痛，是胀痛还是刺痛，是一侧还是两侧乳房（以一侧偏重多见）。
- 是否有疼痛到不可触碰，甚至影响日常生活及工作。
- 疼痛是否向同侧腋窝或肩背部放射（部分可表现为乳头疼痛或痒）。
- 乳房疼痛是否在月经前数天出现或加重，行经后疼痛明显减轻或消失。
- 疼痛是否随情绪变化、劳累、天气变化而波动。

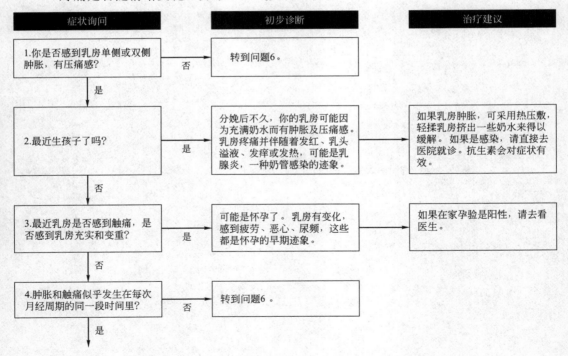

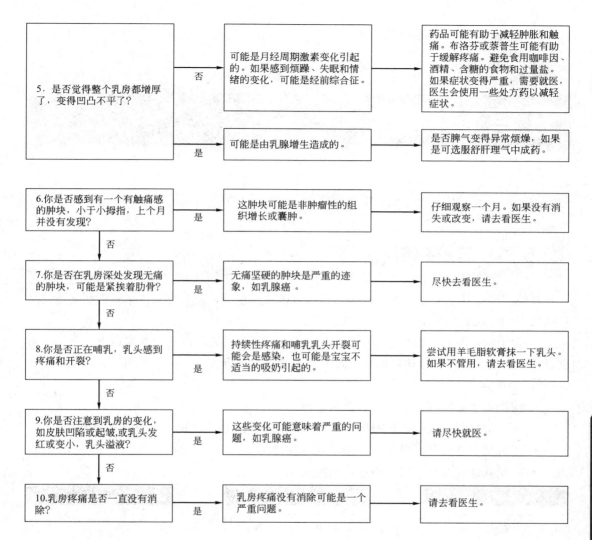

5. 是否觉得整个乳房都增厚了，变得凹凸不平了？ 　否→ 可能是月经周期激素变化引起的。如果感到烦躁、失眠和情绪的变化，可能是经前综合征。 → 药品可能有助于减轻肿胀和触痛。布洛芬或萘普生可能有助于缓解疼痛。避免食用咖啡因、酒精、含糖的食物和过量盐。如果症状变得严重，需要就医，医生会使用一些处方药以减轻症状。

是→ 可能是由乳腺增生造成的。 → 是否脾气变得异常烦燥，如果是可选服舒肝理气中成药。

6.你是否感到有一个有触痛感的肿块，小于小拇指，上个月并没有发现？ 　是→ 这肿块可能是非肿瘤性的组织增长或囊肿。 → 仔细观察一个月。如果没有消失或改变，请去看医生。

否↓

7.你是否在乳房深处发现无痛的肿块，可能是紧挨着肋骨？ 　是→ 无痛坚硬的肿块是严重的迹象，如乳腺癌。 → 尽快去看医生。

否↓

8.你是否正在哺乳，乳头感到疼痛和开裂？ 　是→ 持续性疼痛和哺乳乳头开裂可能会是感染，也可能是宝宝不适当的吸奶引起的。 → 尝试用羊毛脂软膏抹一下乳头。如果不管用，请去看医生。

否↓

9.你是否注意到乳房的变化，如皮肤凹陷或起皱，或乳头发红或变小，乳头溢液？ 　是→ 这些变化可能意味着严重的问题，如乳腺癌。 → 请尽快就医。

否↓

10.乳房疼痛是否一直没有消除？ 　是→ 乳房疼痛没有消除可能是一个严重问题。 → 请去看医生。

第5章
五官科病症 >>>

● 5.1 口腔疾病

口腔问题是日常常见问题，口腔疾病可以影响到全身，而全身某些系统性疾病也可从口腔出现的症状表现出来。

口腔问诊的目的主要在于倾听患者的主诉，了解现病史、既往史和家族史，包括了解患者疾病的发生、发展和检查治疗经过，过去健康状况等。

●● 问诊要点

- 问清最主要的症状、部位和患病时间。
- 问清何时开始发病，因何引起，疼痛的性质（锐痛、钝痛、自发痛或激发痛）。
- 了解是初发还是反复发作，加重或减轻情况。
- 有无其他并发症，过去患过什么疾病。

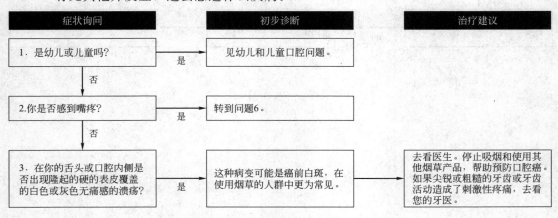

症状询问	初步诊断	治疗建议
1. 是幼儿或儿童吗？ 是→	见幼儿和儿童口腔问题。	
否↓		
2.你是否感到嘴疼？ 是→	转到问题6。	
否↓		
3. 在你的舌头或口腔内侧是否出现隆起的硬的表皮覆盖的白色或灰色无痛感的溃疡？ 是→	这种病变可能是癌前白斑，在使用烟草的人群中更为常见。	去看医生。停止吸烟和使用其他烟草产品，帮助预防口腔癌。如果尖锐或粗糙的牙齿或牙齿活动造成了刺激性疼痛，去看您的牙医。

否

4.在你的嘴唇或脸部是否出现了一些逐渐变大的无痛感的肿块？ → 是 → 这可能是鳞状细胞皮肤癌的症状。 → 去看医生。皮肤的颜色、大小、纹理、质地或外观如果有任何变化，或如果出现损伤的肿块或痣，感到疼痛、瘙痒或出血，要去看医生。

否

5.在嘴唇内侧、牙龈、腭部或舌下，是否有无痛的充满液体的囊肿？ → 是 → 这可能是一种黏液囊肿，一种无害的囊肿，可能是因吸收了牙齿之间口腔组织引起的。 → 这些囊肿通常会自己吸收。为了避免感染，可以让医生挑破这些囊肿。

否

6.你的舌下或脸颊内侧，是否感到疼痛或肿胀，尤其是在进食或喝水的时候？ → 是 → 这可能是唾液管堵塞，是因唾液管结石造成的。 → 请去看医生。

否

7.在你的嘴唇、面颊内侧，牙龈或舌头上，是否长了小的、疼痛的溃疡，边缘发红，内部发白或微黄色？ → 是 → 这些可能是溃疡性口疮。是由病毒感染引起的。 → 溃疡伤口通常自己会愈合。为减轻不适，可用盐水或稀释过氧化氢液冲洗，或使用OTC口腔凝胶剂。也可以使用镇痛药，如对乙酰氨基酚或布洛芬来缓解疼痛。如果症状没有改善，需要就医。

否

8.你的嘴唇或嘴唇外延是否有红色的、结痂的溃疡？ → 是 → 这可能是一个冷疮，是疱疹病毒引起的。 → 唇疱疹通常会自己消失。镇痛药，如扑热息痛，冷疮药膏会有助缓解不适。

否

9.你的舌头或嘴唇是否红肿？ → 是 → 这可能是因药物或其他过敏原引起的过敏反应。 → 紧急！如果有任何呼吸困难，请立即到最近的急诊室就医。抗组胺药会帮助减轻过敏症状。

否

10.你的假牙是否摩擦牙龈或刺激口腔？ → 是 → 不正确配戴假牙可引起牙疼。 → 去看牙医。

否

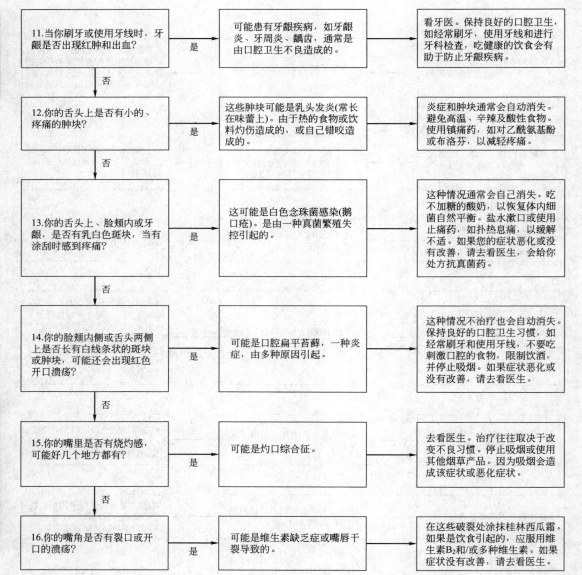

11.当你刷牙或使用牙线时，牙龈是否出现红肿和出血？

是→ 可能患有牙龈疾病，如牙龈炎、牙周炎、龋齿，通常是由口腔卫生不良造成的。

看牙医。保持良好的口腔卫生，如经常刷牙，使用牙线和进行牙科检查，吃健康的饮食会有助于防止牙龈疾病。

否↓

12.你的舌头上是否有小的、疼痛的肿块？

是→ 这些肿块可能是乳头发炎(常长在味蕾上)。由于热的食物或饮料灼伤造成的，或自己错咬造成的。

炎症和肿块通常会自动消失。避免高温、辛辣及酸性食物。使用镇痛药，如对乙酰氨基酚或布洛芬，以减轻疼痛。

否↓

13.你的舌头上、脸颊内或牙龈，是否有乳白色斑块，当有涂刮时感到疼痛？

是→ 这可能是白色念珠菌感染(鹅口疮)。是由一种真菌繁殖失控引起的。

这种情况通常会自己消失。吃不加糖的酸奶，以恢复体内细菌自然平衡。盐水漱口或使用止痛药，如扑热息痛，以缓解不适。如果您的症状恶化或没有改善，请去看医生，会给你处方抗真菌药。

否↓

14.你的脸颊内侧或舌头两侧上是否长有白线条状的斑块或肿块，可能还会出现红色开口溃疡？

是→ 可能是口腔扁平苔藓，一种炎症，由多种原因引起。

这种情况不治疗也会自动消失。保持良好的口腔卫生习惯，如经常刷牙和使用牙线，不要吃刺激口腔的食物，并停止饮酒。如果症状恶化或没有改善，请去看医生。

否↓

15.你的嘴里是否有烧灼感，可能好几个地方都有？

是→ 可能是灼口综合征。

去看医生。治疗往往取决于改变不良习惯。停止吸烟或使用其他烟草产品。因为吸烟会造成该症状或恶化症状。

否↓

16.你的嘴角是否有裂口或开口的溃疡？

是→ 可能是维生素缺乏症或嘴唇干裂导致的。

在这些破裂处涂抹桂林西瓜霜。如果是饮食引起的，应服用维生素B₂和/或多种维生素。如果症状没有改善，请去看医生。

● 5.2 牙痛

　　牙痛是口腔科牙齿疾病最常见的症状之一，其表现为牙龈红肿、遇冷热刺激痛、面颊部肿胀等。牙痛大多由牙龈炎、牙周炎、蛀牙或折裂牙而导致牙髓（牙神经）感染所引起的。牙痛属于牙齿毛病的外在反应，有可能是龋齿、牙髓或犬齿周围的牙龈被感染，前臼齿出现裂痕也会引起牙痛，有时候仅是菜屑卡在牙缝而引起不适。另外，牙痛也可能是由鼻窦炎引发。

●● 问诊要点

- 探询牙痛的疼痛性质，是锐痛还是钝痛是否持续疼痛？
- 检查面颊是否有肿胀？牙是否有松动？是否有龋齿？
- 询问口腔张口是否受限？牙齿对冷热是否敏感？
- 询问患者是否有鼻窦炎或其他疾病？

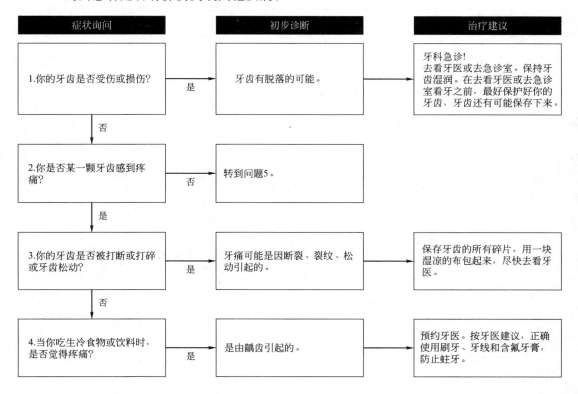

症状询问	初步诊断	治疗建议
1.你的牙齿是否受伤或损伤？ —是→	牙齿有脱落的可能。	牙科急诊! 去看牙医或去急诊室。保持牙齿湿润。在去看牙医或去急诊室看牙之前，最好保护好你的牙齿，牙齿还有可能保存下来。
↓否 2.你是否某一颗牙齿感到疼痛？ —否→	转到问题5。	
↓是 3.你的牙齿是否被打断或打碎或牙齿松动？ —是→	牙痛可能是因断裂、裂纹、松动引起的。	保存牙齿的所有碎片，用一块湿凉的布包起来，尽快去看牙医。
↓否 4.当你吃生冷食物或饮料时，是否觉得疼痛？ —是→	是由龋齿引起的。	预约牙医。按牙医建议，正确使用刷牙、牙线和含氟牙膏，防止蛀牙。

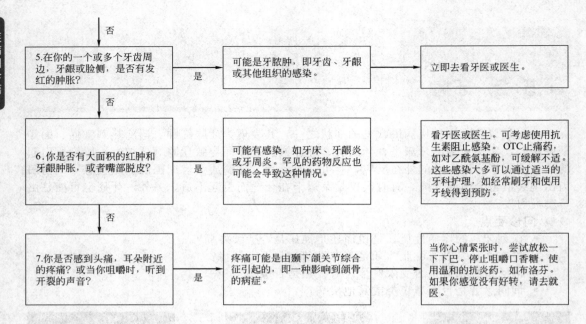

5. 在你的一个或多个牙齿周边, 牙龈或脸侧, 是否有发红的肿胀? —是→ 可能是牙脓肿, 即牙齿、牙龈或其他组织的感染。 → 立即去看牙医或医生。

否↓

6. 你是否有大面积的红肿和牙龈肿胀, 或者嘴部脱皮? —是→ 可能有感染, 如牙床、牙龈炎或牙周炎。罕见的药物反应也可能会导致这种情况。 → 看牙医或医生。可考虑使用抗生素阻止感染。OTC止痛药, 如对乙酰氨基酚, 可缓解不适。这些感染大多可以通过适当的牙科护理, 如经常刷牙和使用牙线得到预防。

否↓

7. 你是否感到头痛, 耳朵附近的疼痛? 或当你咀嚼时, 听到开裂的声音? —是→ 疼痛可能是由颞下颌关节综合征引起的, 即一种影响到颌骨的病症。 → 当你心情紧张时, 尝试放松一下下巴。停止咀嚼口香糖。使用温和的抗炎药, 如布洛芬。如果你感觉没有好转, 请去就医。

● 5.3 眼科疾病

眼科疾病除了眼睛本身出现问题外，还包括其他疾病产生的并发症。眼睛疼痛或发红、视力改变都需要去医院检查。眼科常见疾病中属于非处方药物适应证的有干眼病、眼疲劳、结膜炎、沙眼和睑腺炎。

◉◉ 问诊要点

- 了解患者眼睛疾病的类型？
- 了解患者是视力问题？还是眼睛疼痛？发红？发痒？感觉眼里有异物？
- 检查患者的眼睛，看是否有红肿？眼睑是否长脓包？
- 询问患者是否还有其他疾病？是否正在服用其他药物？

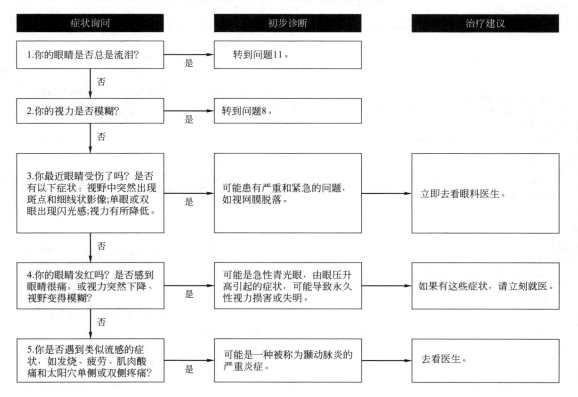

症状询问	初步诊断	治疗建议
1.你的眼睛是否总是流泪？ —是→	转到问题11。	
↓否		
2.你的视力是否模糊？ —是→	转到问题8。	
↓否		
3.你最近眼睛受伤了吗？是否有以下症状：视野中突然出现斑点和细线状影像;单眼或双眼出现闪光感;视力有所降低。 —是→	可能患有严重和紧急的问题，如视网膜脱落。	立即去看眼科医生。
↓否		
4.你的眼睛发红吗？是否感到眼睛很痛，或视力突然下降、视野变得模糊？ —是→	可能是急性青光眼，由眼压升高引起的症状，可能导致永久性视力损害或失明。	如果有这些症状，请立刻就医。
↓否		
5.你是否遇到类似流感的症状，如发烧、疲劳、肌肉酸痛和太阳穴单侧或双侧疼痛？ —是→	可能是一种被称为颞动脉炎的严重炎症。	去看医生。

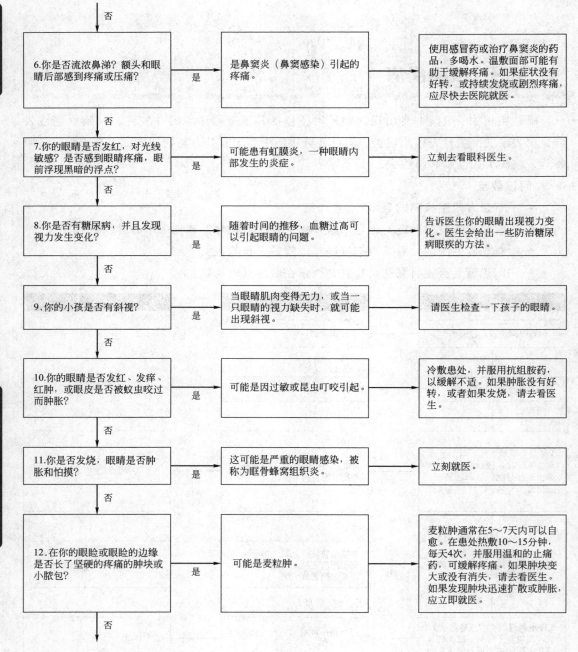

6.你是否流浓鼻涕？额头和眼睛后部感到疼痛或压痛？ → 是 → 是鼻窦炎（鼻窦感染）引起的疼痛。 → 使用感冒药或治疗鼻窦炎的药品，多喝水。温敷面部可能有助于缓解疼痛。如果症状没有好转，或持续发烧或剧烈疼痛，应尽快去医院就医。

否

7.你的眼睛是否发红，对光线敏感？是否感到眼睛疼痛，眼前浮现黑暗的浮点？ → 是 → 可能患有虹膜炎，一种眼睛内部发生的炎症。 → 立刻去看眼科医生。

否

8.你是否有糖尿病，并且发现视力发生变化？ → 是 → 随着时间的推移，血糖过高可以引起眼睛的问题。 → 告诉医生你的眼睛出现视力变化。医生会给出一些防治糖尿病眼疾的方法。

否

9.你的小孩是否有斜视？ → 是 → 当眼睛肌肉变得无力，或当一只眼睛的视力缺失时，就可能出现斜视。 → 请医生检查一下孩子的眼睛。

否

10.你的眼睛是否发红、发痒、红肿，或眼皮是否被蚊虫咬过而肿胀？ → 是 → 可能是因过敏或昆虫叮咬引起。 → 冷敷患处，并服用抗组胺药，以缓解不适。如果肿胀没有好转，或者如果发烧，请去看医生。

否

11.你是否发烧，眼睛是否肿胀和怕摸？ → 是 → 这可能是严重的眼睛感染，被称为眶骨蜂窝组织炎。 → 立刻就医。

否

12.在你的眼睑或眼睑的边缘是否长了坚硬的疼痛的肿块或小脓包？ → 是 → 可能是麦粒肿。 → 麦粒肿通常在5～7天内可以自愈。在患处热敷10～15分钟，每天4次，并服用温和的止痛药，可缓解疼痛。如果肿块变大或没有消失，请去看医生。如果发现肿块迅速扩散或肿胀，应立即就医。

否

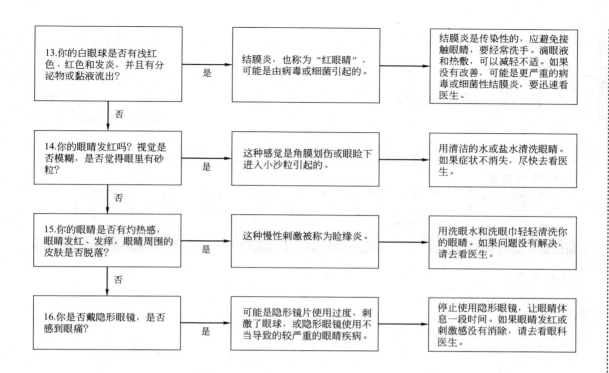

13.你的白眼球是否有浅红色、红色和发炎，并且有分泌物或黏液流出？

是 →

结膜炎，也称为"红眼睛"，可能是由病毒或细菌引起的。

→

结膜炎是传染性的，应避免接触眼睛，要经常洗手。滴眼液和热敷，可以减轻不适。如果没有改善，可能是更严重的病毒或细菌性结膜炎，要迅速看医生。

否 ↓

14.你的眼睛发红吗？视觉是否模糊，是否觉得眼里有砂粒？

是 →

这种感觉是角膜划伤或眼睑下进入小沙粒引起的。

→

用清洁的水或盐水清洗眼睛。如果症状不消失，尽快去看医生。

否 ↓

15.你的眼睛是否有灼热感，眼睛发红、发痒，眼睛周围的皮肤是否脱落？

是 →

这种慢性刺激被称为睑缘炎。

→

用洗眼水和洗眼巾轻轻清洗你的眼睛。如果问题没有解决，请去看医生。

否 ↓

16.你是否戴隐形眼镜，是否感到眼痛？

是 →

可能是隐形镜片使用过度，刺激了眼球，或隐形眼镜使用不当导致的较严重的眼睛疾病。

→

停止使用隐形眼镜，让眼睛休息一段时间。如果眼睛发红或刺激感没有消除，请去看眼科医生。

5.4 耳科疾病

　　耳朵问题往往是感染引起的。当然，其他问题也可能造成耳朵疼痛或不适。耳朵常见的问题主要有外耳道疖、外耳道耵聍栓塞、分泌性中耳炎、急性化脓性中耳炎、耳鸣等。

● ● 问诊要点

- 探询患者的症状，是否耳痛？听力是否有问题？是否有发烧？是否有眩晕？
- 检查患者的体征，看是否有脓肿？耳后淋巴结是否有肿痛？耳道是否有堵塞？
- 询问患者是否有其他疾病？是否正在服用其他药物？

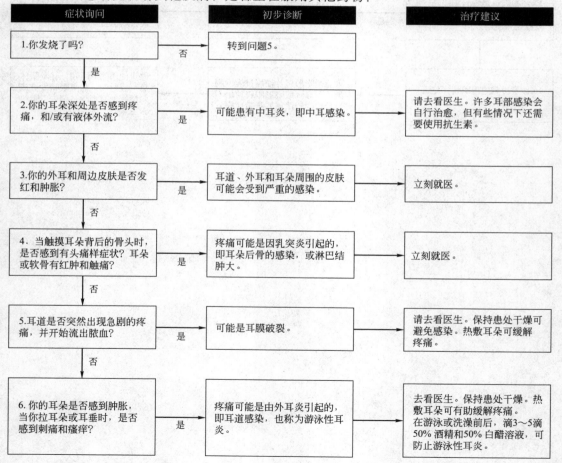

症状询问	初步诊断	治疗建议
1.你发烧了吗？ —否→	转到问题5。	
↓是		
2.你的耳朵深处是否感到疼痛，和/或有液体外流？ —是→	可能患有中耳炎，即中耳感染。	请去看医生。许多耳部感染会自行治愈，但有些情况下还需要使用抗生素。
↓否		
3.你的外耳和周边皮肤是否发红和肿胀？ —是→	耳道、外耳和耳朵周围的皮肤可能会受到严重的感染。	立刻就医。
↓否		
4．当触摸耳朵背后的骨头时，是否感到有头痛样症状？耳朵或软骨有红肿和触痛？ —是→	疼痛可能是因乳突炎引起的，即耳朵后骨的感染，或淋巴结肿大。	立刻就医。
↓否		
5.耳道是否突然出现急剧的疼痛，并开始流出脓血？ —是→	可能是耳膜破裂。	请去看医生。保持患处干燥可避免感染。热敷耳朵可缓解疼痛。
↓否		
6.你的耳朵是否感到肿胀，当你拉耳朵或耳垂时，是否感到刺痛和瘙痒？ —是→	疼痛可能是由外耳炎引起的，即耳道感染，也称为游泳性耳炎。	去看医生。保持患处干燥。热敷耳朵可有助缓解疼痛。在游泳或洗澡前后，滴3～5滴50%酒精和50%白醋溶液，可防止游泳性耳炎。

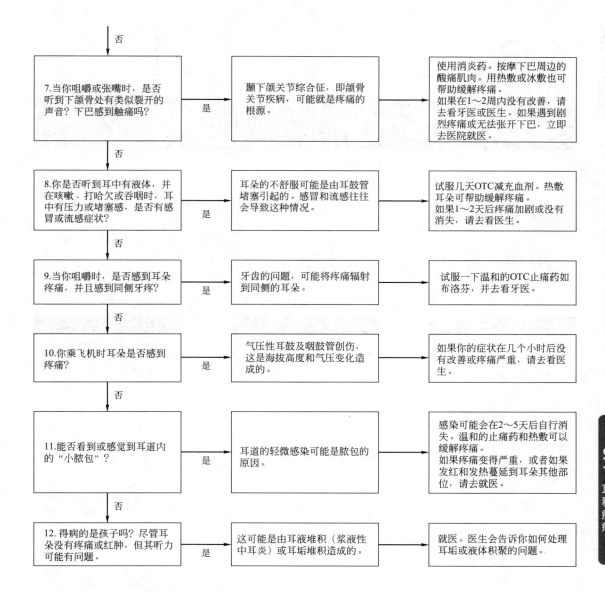

否

7.当你咀嚼或张嘴时，是否听到下颌骨处有类似裂开的声音？下巴感到触痛吗？

是 → 颞下颌关节综合征，即颌骨关节疾病，可能就是疼痛的根源。

→ 使用消炎药。按摩下巴周边的酸痛肌肉。用热敷或冰敷也可帮助缓解疼痛。
如果在1～2周内没有改善，请去看牙医或医生。如果遇到剧烈疼痛或无法张开下巴，立即去医院就医。

否

8.你是否听到耳中有液体，并在咳嗽、打哈欠或吞咽时，耳中有压力或堵塞感，是否有感冒或流感症状？

是 → 耳朵的不舒服可能是由耳鼓管堵塞引起的。感冒和流感往往会导致这种情况。

→ 试服几天OTC减充血剂。热敷耳朵可帮助缓解疼痛。
如果1～2天后疼痛加剧或没有消失，请去看医生。

否

9.当你咀嚼时，是否感到耳朵疼痛，并且感到同侧牙疼？

是 → 牙齿的问题，可能将疼痛辐射到同侧的耳朵。

→ 试服一下温和的OTC止痛药如布洛芬，并去看牙医。

否

10.你乘飞机时耳朵是否感到疼痛？

是 → 气压性耳鼓及咽鼓管创伤，这是海拔高度和气压变化造成的。

→ 如果你的症状在几个小时后没有改善或疼痛严重，请去看医生。

否

11.能否看到或感觉到耳道内的"小脓包"？

是 → 耳道的轻微感染可能是脓包的原因。

→ 感染可能会在2～5天后自行消失。温和的止痛药和热敷可以缓解疼痛。
如果疼痛变得严重，或者如果发红和发热蔓延到耳朵其他部位，请去就医。

否

12. 得病的是孩子吗？尽管耳朵没有疼痛或红肿，但其听力可能有问题。

是 → 这可能是由耳液堆积（浆液性中耳炎）或耳垢堆积造成的。

→ 就医。医生会告诉你如何处理耳垢或液体积聚的问题。

5.4 耳科疾病

第6章

骨伤病症 ▶▶▶

◉ 6.1 脚部创伤

各种足部问题也是常见的，我们会遇到脚踝脚趾扭伤、骨折、足部脚气等。

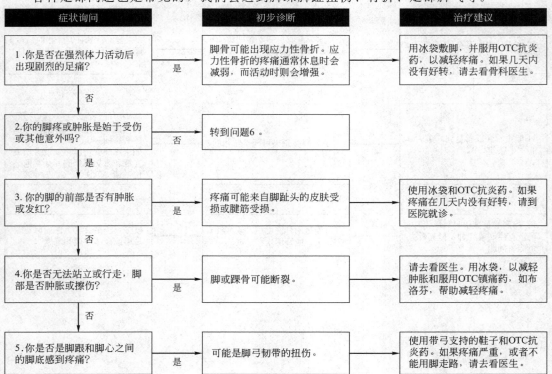

症状询问	初步诊断	治疗建议
1.你是否在强烈体力活动后出现剧烈的足痛？ **是→**	脚骨可能出现应力性骨折。应力性骨折的疼痛通常休息时会减弱，而活动时则会增强。	用冰袋敷脚，并服用OTC抗炎药，以减轻疼痛。如果几天内没有好转，请去看骨科医生。
否↓		
2.你的脚疼或肿胀是始于受伤或其他意外吗？ **否→**	转到问题6。	
是↓		
3. 你的脚的前部是否有肿胀或发红？ **是→**	疼痛可能来自脚趾头的皮肤受损或腱筋受损。	使用冰袋和OTC抗炎药。如果疼痛在几天内没有好转，请到医院就诊。
否↓		
4.你是否无法站立或行走，脚部是否肿胀或擦伤？ **是→**	脚或踝骨可能断裂。	请去看医生。用冰袋，以减轻肿胀和服用OTC镇痛药，如布洛芬，帮助减轻疼痛。
否↓		
5.你是否是脚跟和脚心之间的脚底感到疼痛？ **是→**	可能是脚弓韧带的扭伤。	使用带弓支持的鞋子和OTC抗炎药。如果疼痛严重，或者不能用脚走路，请去看医生。

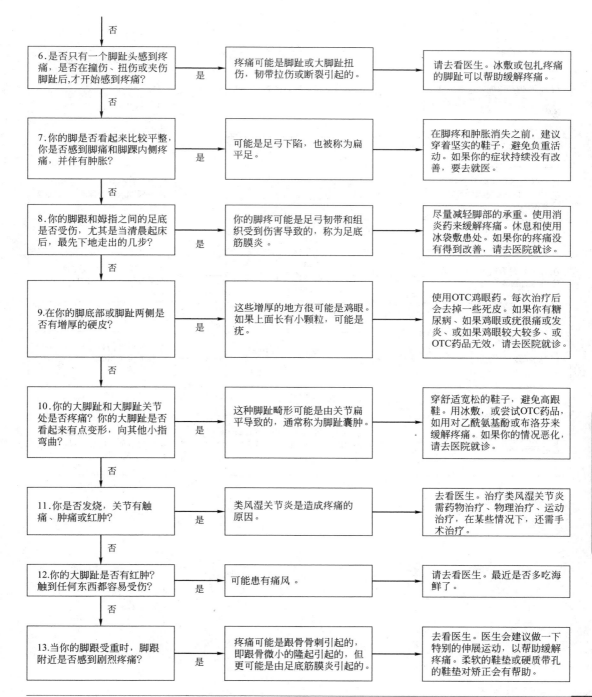

否

6.是否只有一个脚趾头感到疼痛，是否在撞伤、扭伤或夹伤脚趾后，才开始感到疼痛？　　是　→　疼痛可能是脚趾或大脚趾扭伤，韧带拉伤或断裂引起的。　→　请去看医生。冰敷或包扎疼痛的脚趾可以帮助缓解疼痛。

否

7.你的脚是否看起来比较平整，你是否感到脚面和脚踝内侧疼痛，并伴有肿胀？　　是　→　可能是足弓下陷，也被称为扁平足。　→　在脚疼和肿胀消失之前，建议穿着坚实的鞋子，避免负重活动。如果你的症状持续没有改善，要去就医。

否

8.你的脚跟和姆指之间的足底是否受伤，尤其是当清晨起床后，最先下地走出的几步？　　是　→　你的脚疼可能是足弓韧带和组织受到伤害导致的，称为足底筋膜炎。　→　尽量减轻脚部的承重。使用消炎药来缓解疼痛。休息和使用冰袋敷患处。如果你的疼痛没有得到改善，请去医院就诊。

否

9.在你的脚底部或脚趾两侧是否有增厚的硬皮？　　是　→　这些增厚的地方很可能是鸡眼。如果上面长有小颗粒，可能是疣。　→　使用OTC鸡眼药。每次治疗后会去掉一些死皮。如果你有糖尿病、如果鸡眼或疣很痛或发炎、或如果鸡眼较大较多、或OTC药品无效，请去医院就诊。

否

10.你的大脚趾和大脚趾关节处是否疼痛？你的大脚趾是否看起来有点变形，向其他小指弯曲？　　是　→　这种脚趾畸形可能是由关节扁平导致的，通常称为脚趾囊肿。　→　穿舒适宽松的鞋子，避免高跟鞋。用冰敷，或尝试OTC药品，如果对乙酰氨基酚或布洛芬来缓解疼痛。如果你的情况恶化，请去医院就诊。

否

11.你是否发烧，关节有触痛、肿痛或红肿？　　是　→　类风湿关节炎是造成疼痛的原因。　→　去看医生。治疗类风湿关节炎需药物治疗、物理治疗、运动治疗，在某些情况下，还需手术治疗。

否

12.你的大脚趾是否有红肿？触到任何东西都容易受伤？　　是　→　可能患有痛风。　→　请去看医生。最近是否多吃海鲜了。

否

13.当你的脚跟受重时，脚跟附近是否感到剧烈疼痛？　　是　→　疼痛可能是跟骨骨刺引起的，即跟骨微小的隆起引起的，但更可能是由足底筋膜炎引起的。　→　去看医生。医生会建议做一下特别的伸展运动，以帮助缓解疼痛。柔软的鞋垫或硬质带孔的鞋垫对矫正会有帮助。

6.1 脚部创伤

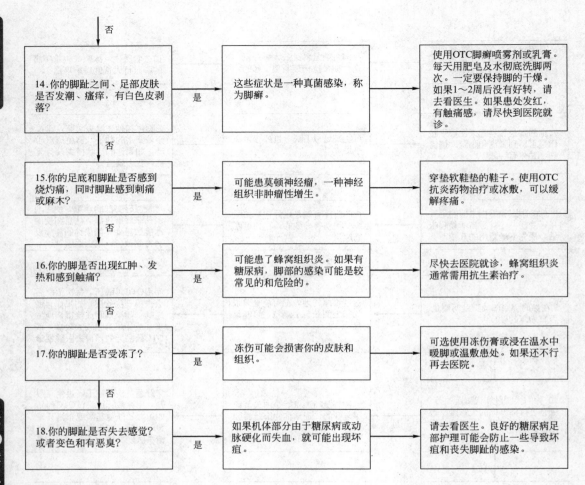

否

14.你的脚趾之间、足部皮肤是否发潮、瘙痒，有白色皮剥落？ — 是 → 这些症状是一种真菌感染，称为脚癣。 → 使用OTC脚癣喷雾剂或乳膏。每天用肥皂及水彻底洗脚两次。一定要保持脚的干燥。如果1～2周后没有好转，请去看医生。如果患处发红，有触痛感，请尽快到医院就诊。

否

15.你的足底和脚趾是否感到烧灼痛，同时脚趾感到刺痛或麻木？ — 是 → 可能患莫顿神经瘤，一种神经组织非肿瘤性增生。 → 穿垫软鞋垫的鞋子。使用OTC抗炎药物治疗或冰敷，可以缓解疼痛。

否

16.你的脚是否出现红肿、发热和感到触痛？ — 是 → 可能患了蜂窝组织炎。如果有糖尿病，脚部的感染可能是较常见的和危险的。 → 尽快去医院就诊，蜂窝组织炎通常需用抗生素治疗。

否

17.你的脚趾是否受冻了？ — 是 → 冻伤可能会损害你的皮肤和组织。 → 可选使用冻伤膏或浸在温水中暖脚或温敷患处。如果还不行再去医院。

否

18.你的脚趾是否失去感觉？或者变色和有恶臭？ — 是 → 如果机体部分由于糖尿病或动脉硬化而失血，就可能出现坏疽。 → 请去看医生。良好的糖尿病足部护理可能会防止一些导致坏疽和丧失脚趾的感染。

6.2 踝关节创伤

踝关节扭伤较常见，尤其外侧副韧带损伤，多由间接外力所致。如行走时踏入凹处使踝关节突然内翻、内收，即可损伤外侧副韧带，严重者，可合并踝关节骨折。治疗不及时或不彻底，日后会反复扭伤，以致影响关节功能。

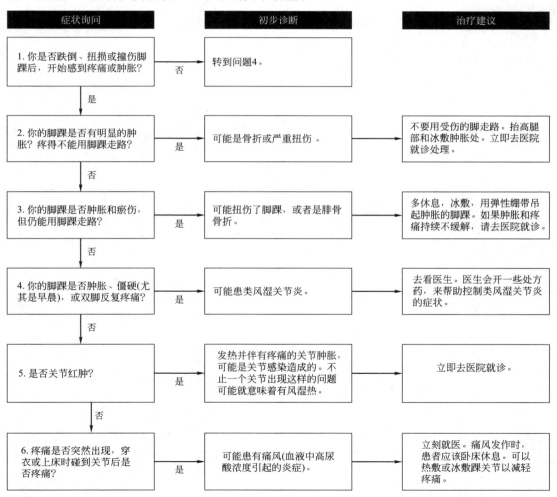

症状询问	初步诊断	治疗建议
1. 你是否跌倒、扭损或撞伤脚踝后，开始感到疼痛或肿胀？ **否**	转到问题4。	
2. 你的脚踝是否有明显的肿胀？疼得不能用脚踝走路？ **是**	可能是骨折或严重扭伤。	不要用受伤的脚走路。抬高腿部和冰敷肿胀处。立即去医院就诊处理。
3. 你的脚踝是否肿胀和瘀伤，但仍能用脚踝走路？ **是**	可能扭伤了脚踝，或者是腓骨骨折。	多休息，冰敷，用弹性绷带吊起肿胀的脚踝。如果肿胀和疼痛持续不缓解，请去医院就诊。
4. 你的脚踝是否肿胀、僵硬(尤其是早晨)，或双脚反复疼痛？ **是**	可能患类风湿关节炎。	去看医生。医生会开一些处方药，来帮助控制类风湿关节炎的症状。
5. 是否关节红肿？ **是**	发热并伴有疼痛的关节肿胀，可能是关节感染造成的。不止一个关节出现这样的问题可能就意味着有风湿热。	立即去医院就诊。
6. 疼痛是否突然出现，穿衣或上床时碰到关节后是否疼痛？ **是**	可能患有痛风(血液中高尿酸浓度引起的炎症)。	立刻就医。痛风发作时，患者应该卧床休息。可以热敷或冰敷踝关节以减轻疼痛。

否

7. 你是否通常在天气发生变化之前或之间，感觉到踝关节疼痛；或者在脚踝着力时，觉得肿胀、僵硬和疼痛加重？

是

这些症状可能是骨关节炎，也称退行性关节病，或因以前脚踝创伤导致的。

去医院就诊。使用热敷和抗炎药，可以减轻疼痛。如确诊骨关节炎可补充氨基葡萄糖。

● 6.3 膝盖肿痛

膝盖是由股骨下端、胫骨上端及膑骨所组成，外包以关节囊，内有交叉韧带及半月板，是人体中最复杂及关节面最大的负重关节。疼痛、肿胀、僵硬和"积水"是膝盖常见的症状。膝部骨质增生可出现膝关节肿痛，当下蹲、上下楼梯时加重，或拍片时发现膝关节间隙变窄，统称为膝关节退行性病变或骨关节炎。

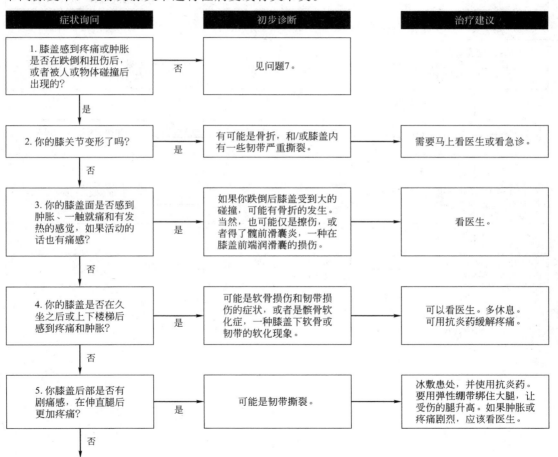

症状询问	初步诊断	治疗建议
1.膝盖感到疼痛或肿胀是否在跌倒和扭伤后，或者被人或物体碰撞后出现的？ →否	见问题7。	
2.你的膝关节变形了吗？ →是	有可能是骨折，和/或膝盖内有一些韧带严重撕裂。	需要马上看医生或看急诊。
3.你的膝盖面是否感到肿胀、一触就痛和有发热的感觉，如果活动的话也有痛感？ →是	如果你跌倒后膝盖受到大的碰撞，可能有骨折的发生。当然，也可能仅是擦伤，或者得了髌前滑囊炎，一种在膝盖前端润滑囊的损伤。	看医生。
4.你的膝盖是否在久坐之后或上下楼梯后感到疼痛和肿胀？ →是	可能是软骨损伤和韧带损伤的症状，或者是髌骨软化症，一种膝盖下软骨或韧带的软化现象。	可以看医生。多休息。可用抗炎药缓解疼痛。
5.你膝盖后部是否有剧痛感，在伸直腿后更加疼痛？ →是	可能是韧带撕裂。	冰敷患处，并使用抗炎药。要用弹性绷带绑住大腿，让受伤的腿升高。如果肿胀或疼痛剧烈，应该看医生。

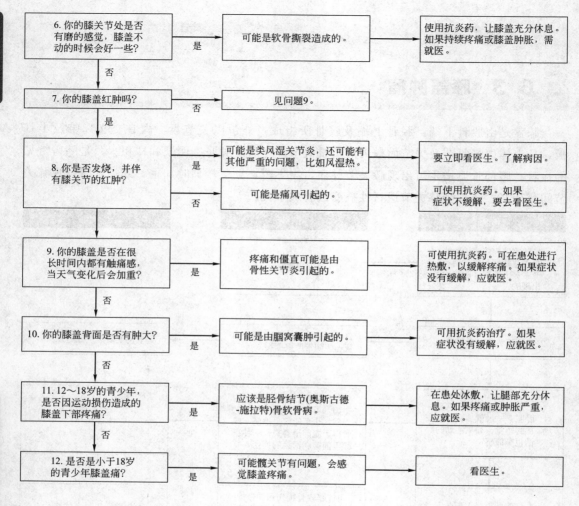

6. 你的膝关节处是否有磨的感觉，膝盖不动的时候会好一些？ ——是→ 可能是软骨撕裂造成的。 ——→ 使用抗炎药，让膝盖充分休息。如果持续疼痛或膝盖肿胀，需就医。

否↓

7. 你的膝盖红肿吗？ ——否→ 见问题9。

是↓

8. 你是否发烧，并伴有膝关节的红肿？ ——是→ 可能是类风湿关节炎，还可能有其他严重的问题，比如风湿热。 ——→ 要立即看医生。了解病因。

——否→ 可能是痛风引起的。 ——→ 可使用抗炎药。如果症状不缓解，要去看医生。

↓

9. 你的膝盖是否在很长时间内都有触痛感，当天气变化后会加重？ ——是→ 疼痛和僵直可能是由骨性关节炎引起的。 ——→ 可使用抗炎药。可在患处进行热敷，以缓解疼痛。如果症状没有缓解，应就医。

否↓

10. 你的膝盖背面是否有肿大？ ——是→ 可能是由腘窝囊肿引起的。 ——→ 可用抗炎药治疗。如果症状没有缓解，应就医。

否↓

11. 12～18岁的青少年，是否因运动损伤造成的膝盖下部疼痛？ ——是→ 应该是胫骨结节(奥斯古德-施拉特)骨软骨病。 ——→ 在患处冰敷，让腿部充分休息。如果疼痛或肿胀严重，应就医。

否↓

12. 是否是小于18岁的青少年膝盖痛？ ——是→ 可能髋关节有问题，会感觉膝盖疼痛。 ——→ 看医生。

6.4 腿部疼痛与肿胀

　　双腿疼痛和肿胀是常见病痛，有时是由运动过度拉伤或撞伤导致，也有可能是下肢静脉曲张。

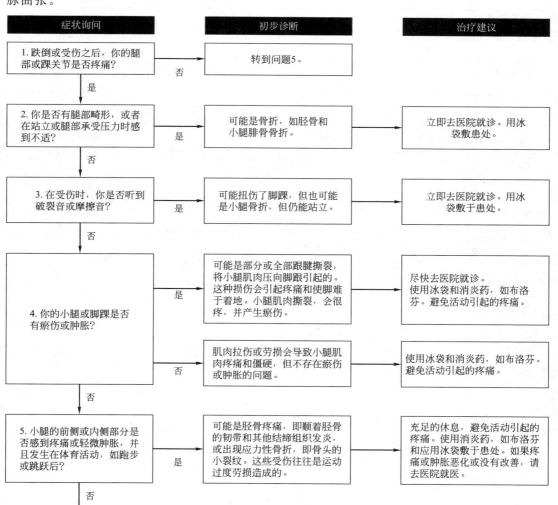

症状询问	初步诊断	治疗建议
1. 跌倒或受伤之后，你的腿部或踝关节是否疼痛？ —否→	转到问题5。	
↓是		
2. 你是否有腿部畸形，或者在站立或腿部承受压力时感到不适？ —是→	可能是骨折，如胫骨和小腿腓骨骨折。	立即去医院就诊。用冰袋敷患处。
↓否		
3. 在受伤时，你是否听到破裂音或摩擦音？ —是→	可能扭伤了脚踝，但也可能是小腿骨折，但仍能站立。	立即去医院就诊。用冰袋敷于患处。
↓否		
4. 你的小腿或脚踝是否有瘀伤或肿胀？ —是→	可能是部分或全部跟腱撕裂，将小腿肌肉压向脚跟引起的。这种损伤会引起疼痛和使脚难于着地。小腿肌肉撕裂，会很疼，并产生瘀伤。	尽快去医院就诊。使用冰袋和消炎药，如布洛芬。避免活动引起的疼痛。
—否→	肌肉拉伤或劳损会导致小腿肌肉疼痛和僵硬，但不存在瘀伤或肿胀的问题。	使用冰袋和消炎药，如布洛芬。避免活动引起的疼痛。
↓否		
5. 小腿的前侧或内侧部分是否感到疼痛或轻微肿胀，并且发生在体育活动，如跑步或跳跃后？ —是→	可能是胫骨疼痛，即顺着胫骨的韧带和其他结缔组织发炎，或出现应力性骨折，即骨头的小裂纹。这些受伤往往是运动过度劳损造成的。	充足的休息，避免活动引起的疼痛。使用消炎药，如布洛芬和应用冰袋敷于患处。如果疼痛或肿胀恶化或没有改善，请去医院就医。
↓否		

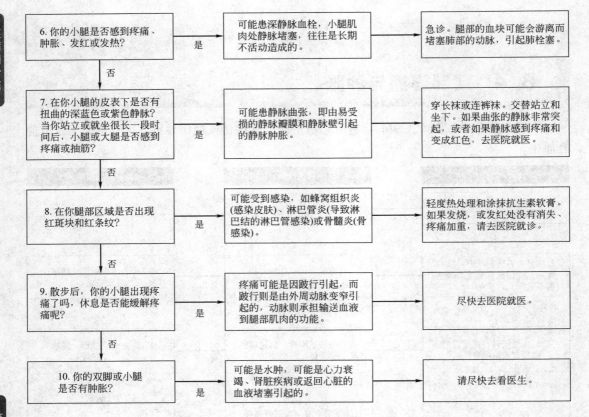

6. 你的小腿是否感到疼痛、肿胀、发红或发热？ —— 是 —— 可能患深静脉血栓，小腿肌肉处静脉堵塞，往往是长期不活动造成的。 —— 急诊。腿部的血块可能会游离而堵塞肺部的动脉，引起肺栓塞。

否

7. 在你小腿的皮表下是否有扭曲的深蓝色或紫色静脉？当你站立或就坐很长一段时间后，小腿或大腿是否感到疼痛或抽筋？ —— 是 —— 可能患静脉曲张，即由易受损的静脉瓣膜和静脉壁引起的静脉肿胀。 —— 穿长袜或连裤袜。交替站立和坐下。如果曲张的静脉非常突起，或者如果静脉感到疼痛和变成红色，去医院就医。

否

8. 在你腿部区域是否出现红斑块和红条纹？ —— 是 —— 可能受到感染，如蜂窝组织炎(感染皮肤)、淋巴管炎(导致淋巴结的淋巴管感染)或骨髓炎(骨感染)。 —— 轻度热处理和涂抹抗生素软膏。如果发烧，或发红处没有消失、疼痛加重，请去医院就诊。

否

9. 散步后，你的小腿出现疼痛了吗，休息是否能缓解疼痛呢？ —— 是 —— 疼痛可能是因跛行引起，而跛行则是由外周动脉变窄引起的，动脉则承担输送血液到腿部肌肉的功能。 —— 尽快去医院就医。

否

10. 你的双脚或小腿是否有肿胀？ —— 是 —— 可能是水肿，可能是心力衰竭、肾脏疾病或返回心脏的血液堵塞引起的。 —— 请尽快去看医生。

6.5 髋关节疼痛

髋关节疼痛有很多原因，如撞伤、关节炎或坐骨神经痛等导致。

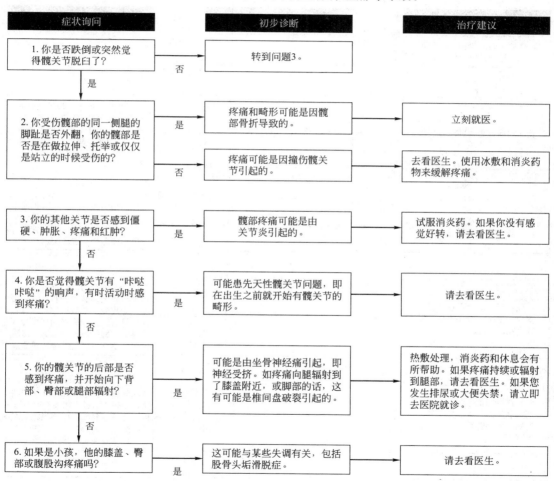

症状询问	初步诊断	治疗建议
1. 你是否跌倒或突然觉得髋关节脱臼了？	（否）转到问题3。	
2. 你受伤髋部的同一侧腿的脚趾是否外翻，你的髋部是否是在做拉伸、托举或仅仅是站立的时候受伤的？	（是）疼痛和畸形可能是因髋部骨折导致的。	立刻就医。
	（否）疼痛可能是因撞伤髋关节引起的。	去看医生。使用冰敷和消炎药物来缓解疼痛。
3. 你的其他关节是否感到僵硬、肿胀、疼痛和红肿？	（是）髋部疼痛可能是由关节炎引起的。	试服消炎药。如果你没有感觉好转，请去看医生。
4. 你是否觉得髋关节有"咔哒咔哒"的响声，有时活动时感到疼痛？	（是）可能患先天性髋关节问题，即在出生之前就开始有髋关节的畸形。	请去看医生。
5. 你的髋关节的后部是否感到疼痛，并开始向下背部、臀部或腿部辐射？	（是）可能是由坐骨神经痛引起，即神经受挤。如疼痛向腿辐射到了膝盖附近，或脚部的话，这有可能是椎间盘破裂引起的。	热敷处理，消炎药和休息会有所帮助。如果疼痛持续或辐射到腿部，请去看医生。如果您发生排尿或大便失禁，请立即去医院就诊。
6. 如果是小孩，他的膝盖、臀部或腹股沟疼痛吗？	（是）这可能与某些失调有关，包括股骨头垢滑脱症。	请去看医生。

6.6 手伤

手部、手腕和手臂的疼痛和其他问题可能是由受伤、运动或其他健康问题造成的。

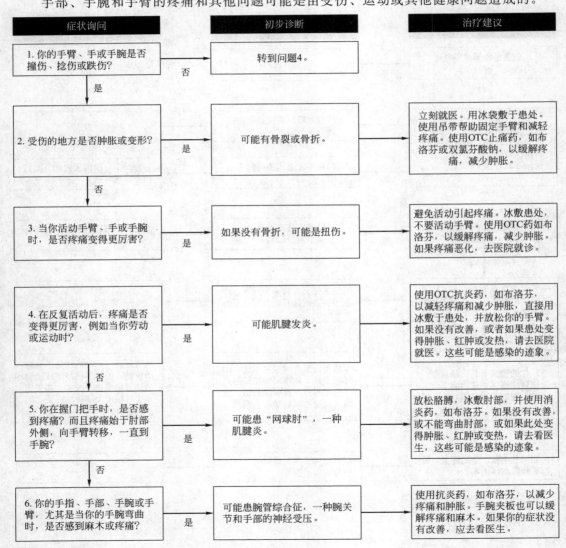

症状询问	初步诊断	治疗建议
1. 你的手臂、手或手腕是否撞伤、捻伤或跌伤？ 否→	转到问题4。	
↓是		
2. 受伤的地方是否肿胀或变形？ 是→	可能有骨裂或骨折。	立刻就医。用冰袋敷于患处。使用吊带帮助固定手臂和减轻疼痛。使用OTC止痛药，如布洛芬或双氯芬酸钠，以缓解疼痛，减少肿胀。
↓否		
3. 当你活动手臂、手或手腕时，是否疼痛变得更厉害？ 是→	如果没有骨折，可能是扭伤。	避免活动引起疼痛。冰敷患处，不要活动手臂。使用OTC药如布洛芬，以缓解疼痛，减少肿胀。如果疼痛恶化，去医院就诊。
4. 在反复活动后，疼痛是否变得更厉害，例如当你劳动或运动时？ 是→	可能肌腱发炎。	使用OTC抗炎药，如布洛芬，以减轻疼痛和减少肿胀，直接用冰敷于患处，并放松你的手臂。如果没有改善，或者如果患处变得肿胀、红肿或发热，请去医院就医。这些可能是感染的迹象。
↓否		
5. 你在握门把手时，是否感到疼痛？而且疼痛始于肘部外侧，向手臂转移，一直到手腕？ 是→	可能患"网球肘"，一种肌腱炎。	放松胳膊，冰敷肘部，并使用消炎药，如布洛芬。如果没有改善，或不能弯曲肘部，或如果此处变得肿胀、红肿或变热，请去看医生，这些可能是感染的迹象。
↓否		
6. 你的手指、手部、手腕或手臂，尤其是当你的手腕弯曲时，是否感到麻木或疼痛？ 是→	可能患腕管综合征，一种腕关节和手部的神经受压。	使用抗炎药，如布洛芬，以减少疼痛和肿胀。手腕夹板也可以缓解疼痛和麻木。如果你的症状没有改善，应去看医生。

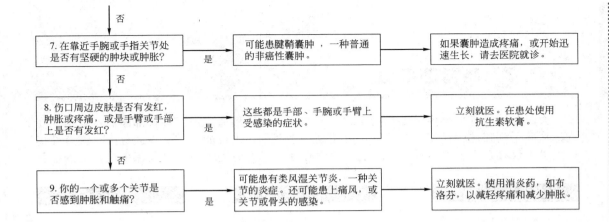

否

7. 在靠近手腕或手指关节处是否有坚硬的肿块或肿胀?

是 →

可能患腱鞘囊肿，一种普通的非癌性囊肿。

→

如果囊肿造成疼痛，或开始迅速生长，请去医院就诊。

否

8. 伤口周边皮肤是否有发红，肿胀或疼痛，或是手臂或手部上是否有发红?

是 →

这些都是手部、手腕或手臂上受感染的症状。

→

立刻就医。在患处使用抗生素软膏。

否

9. 你的一个或多个关节是否感到肿胀和触痛?

是 →

可能患有类风湿关节炎，一种关节的炎症。还可能患上痛风，或关节或骨头的感染。

→

立刻就医。使用消炎药，如布洛芬，以减轻疼痛和减少肿胀。

6.7 腰背部疼痛

　　大部分的腰背部疼痛是由肌肉挛缩、外伤或脊柱变形造成的。腰背部疼痛可能出现在背部从脖子到腰部的任何一个位置，可能是一小部分，也可能扩散到很大范围。腰背部疼痛疾患不仅存在于脑力劳动者中，也广泛地存在于体力劳动者中，是临床中最常见的症状之一。

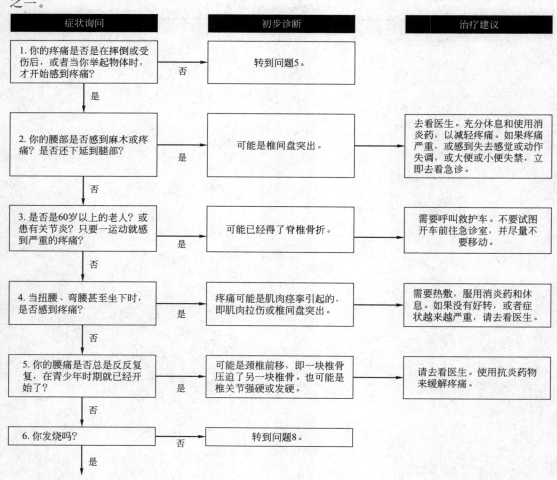

症状询问	初步诊断	治疗建议
1. 你的疼痛是否是在摔倒或受伤后，或者当你举起物体时，才开始感到疼痛？ —否→	转到问题5。	
↓是		
2. 你的腰部是否感到麻木或疼痛？是否还下延到腿部？ —是→	可能是椎间盘突出。	去看医生。充分休息和使用消炎药，以减轻疼痛。如果疼痛严重，或感到失去感觉或动作失调，或大便或小便失禁，立即去看急诊。
↓否		
3. 是否是60岁以上的老人？或患有关节炎？只要一运动就感到严重的疼痛？ —是→	可能已经得了脊椎骨折。	需要呼叫救护车。不要试图开车前往急诊室，并尽量不要移动。
↓否		
4. 当扭腰、弯腰甚至坐下时，是否感到疼痛？ —是→	疼痛可能是肌肉痉挛引起的，即肌肉拉伤或椎间盘突出。	需要热敷，服用消炎药和休息。如果没有好转，或者症状越来越严重，请去看医生。
↓否		
5. 你的腰痛是否总是反反复复，在青少年时期就已经开始了？ —是→	可能是颈椎前移，即一块椎骨压迫了另一块椎骨。也可能是椎关节强硬或发硬。	请去看医生。使用抗炎药物来缓解疼痛。
↓否		
6. 你发烧吗？ —否→	转到问题8。	
↓是		

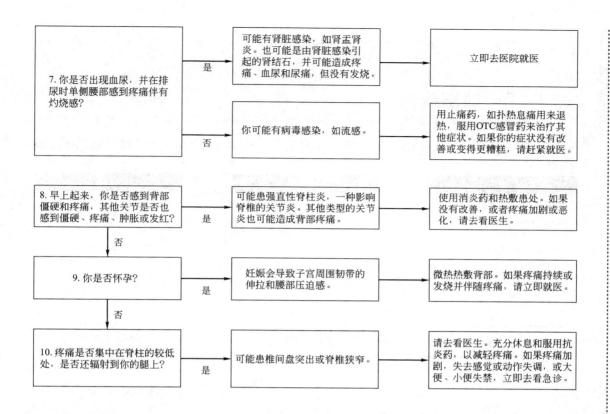

7. 你是否出现血尿，并在排尿时单侧腰部感到疼痛伴有灼烧感?

是 → 可能有肾脏感染，如肾盂肾炎。也可能是由肾脏感染引起的肾结石，并可能造成疼痛、血尿和尿痛，但没有发烧。 → 立即去医院就医

否 → 你可能有病毒感染，如流感。 → 用止痛药，如扑热息痛用来退热，服用OTC感冒药来治疗其他症状。如果你的症状没有改善或变得更糟糕，请赶紧就医。

8. 早上起来，你是否感到背部僵硬和疼痛，其他关节是否也感到僵硬、疼痛、肿胀或发红?

是 → 可能患强直性脊柱炎，一种影响脊椎的关节炎。其他类型的关节炎也可能造成背部疼痛。 → 使用消炎药和热敷患处。如果没有改善，或者疼痛加剧或恶化，请去看医生。

否 ↓

9. 你是否怀孕?

是 → 妊娠会导致子宫周围韧带的伸拉和腰部压迫感。 → 微热热敷背部。如果疼痛持续或发烧并伴随疼痛，请立即就医。

否 ↓

10. 疼痛是否集中在脊柱的较低处，是否还辐射到你的腿上?

是 → 可能患椎间盘突出或脊椎狭窄。 → 请去看医生。充分休息和服用抗炎药，以减轻疼痛。如果疼痛加剧，失去感觉或动作失调，或大便、小便失禁，立即去看急诊。

6.8　肩部疾病

　　肩伤，关节炎和关节周围炎症是成年人的常见问题，往往会造成严重的疼痛、不适和无法运动。

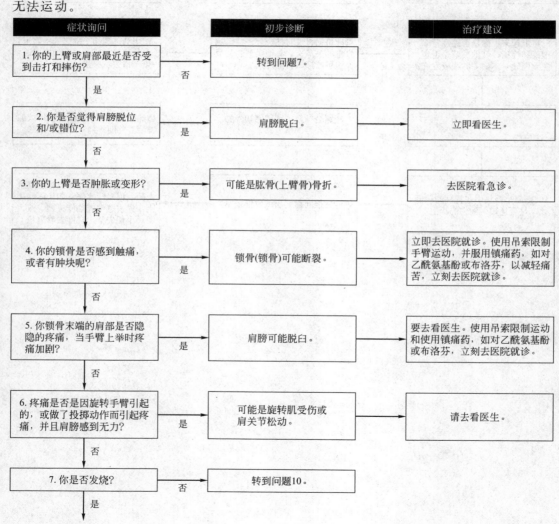

症状询问	初步诊断	治疗建议
1. 你的上臂或肩部最近是否受到击打和摔伤？　否 →	转到问题7。	
是 ↓		
2. 你是否觉得肩膀脱位和/或错位？　是 →	肩膀脱臼。	立即看医生。
否 ↓		
3. 你的上臂是否肿胀或变形？　是 →	可能是肱骨(上臂骨)骨折。	去医院看急诊。
否 ↓		
4. 你的锁骨是否感到触痛，或者有肿块呢？　是 →	锁骨(锁骨)可能断裂。	立即去医院就诊。使用吊索限制手臂运动，并服用镇痛药，如对乙酰氨基酚或布洛芬，以减轻痛苦，立刻去医院就诊。
否 ↓		
5. 你锁骨末端的肩部是否隐隐的疼痛，当手臂上举时疼痛加剧？　是 →	肩膀可能脱臼。	要去看医生。使用吊索限制运动和使用镇痛药，如对乙酰氨基酚或布洛芬，立刻去医院就诊。
否 ↓		
6. 疼痛是否是因旋转手臂引起的，或做了投掷动作而引起疼痛，并且肩膀感到无力？　是 →	可能是旋转肌受伤或肩关节松动。	请去看医生。
否 ↓		
7. 你是否发烧？　否 →	转到问题10。	
是 ↓		

第6章　骨伤病症

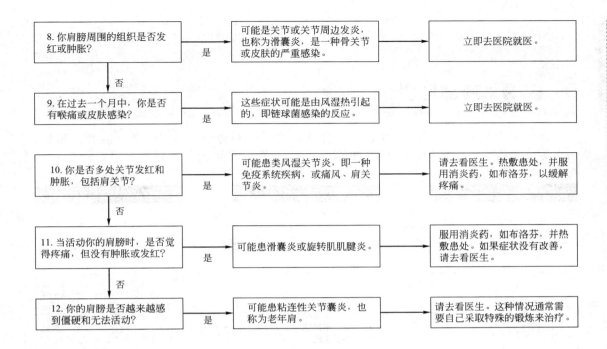

8. 你肩膀周围的组织是否发红或肿胀? —— 是 —— 可能是关节或关节周边发炎,也称为滑囊炎,是一种骨关节或皮肤的严重感染。 —— 立即去医院就医。

否

9. 在过去一个月中,你是否有喉痛或皮肤感染? —— 是 —— 这些症状可能是由风湿热引起的,即链球菌感染的反应。 —— 立即去医院就医。

10. 你是否多处关节发红和肿胀,包括肩关节? —— 是 —— 可能患类风湿关节炎,即一种免疫系统疾病,或痛风、肩关节炎。 —— 请去看医生。热敷患处,并服用消炎药,如布洛芬,以缓解疼痛。

否

11. 当活动你的肩膀时,是否觉得疼痛,但没有肿胀或发红? —— 是 —— 可能患滑囊炎或旋转肌肌腱炎。 —— 服用消炎药,如布洛芬,并热敷患处。如果症状没有改善,请去看医生。

否

12. 你的肩膀是否越来越感到僵硬和无法活动? —— 是 —— 可能患粘连性关节囊炎,也称为老年肩。 —— 请去看医生。这种情况通常需要自己采取特殊的锻炼来治疗。

6.9 颈部肿胀

颈部包含颈椎、咽、喉、气管、食管及重要血管和神经，由下颌骨、胸骨、锁骨、肩、颈椎等给予支撑保护，颈部肿胀是一个令人关切的问题。然而，大多数肿胀并不严重。

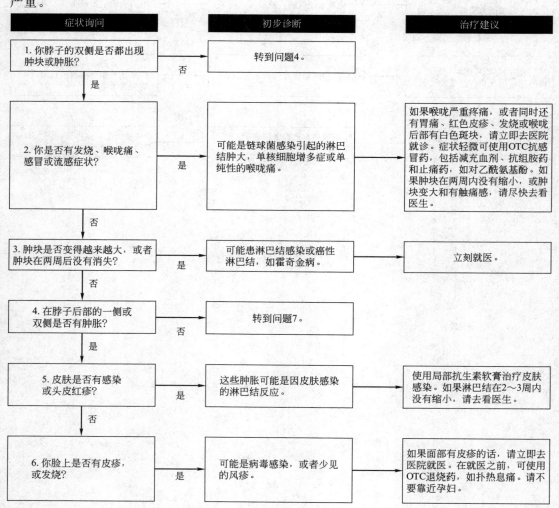

症状询问	初步诊断	治疗建议
1. 你脖子的双侧是否都出现肿块或肿胀？ —否→	转到问题4。	
↓是		
2. 你是否有发烧、喉咙痛、感冒或流感症状？ —是→	可能是链球菌感染引起的淋巴结肿大，单核细胞增多症或单纯性的喉咙痛。	如果喉咙严重疼痛，或者同时还有胃痛、红色皮疹、发烧或喉咙后部有白色斑块，请立即去医院就诊。症状轻微可使用OTC抗感冒药，包括减充血剂、抗组胺药和止痛药，如对乙酰氨基酚。如果肿块在两周内没有缩小，或肿块变大和有触痛感，请尽快去看医生。
↓否		
3. 肿块是否变得越来越大，或者肿块在两周后没有消失？ —是→	可能患淋巴结感染或癌性淋巴结，如霍奇金病。	立刻就医。
↓否		
4. 在脖子后部的一侧或双侧是否有肿胀？ —否→	转到问题7。	
↓是		
5. 皮肤是否有感染或头皮红疹？ —是→	这些肿胀可能是因皮肤感染的淋巴结反应。	使用局部抗生素软膏治疗皮肤感染。如果淋巴结在2～3周内没有缩小，请去看医生。
↓否		
6. 你脸上是否有皮疹，或发烧？ —是→	可能是病毒感染，或者少见的风疹。	如果面部有皮疹的话，请立即去医院就医。在就医之前，可使用OTC退烧药，如扑热息痛。请不要靠近孕妇。

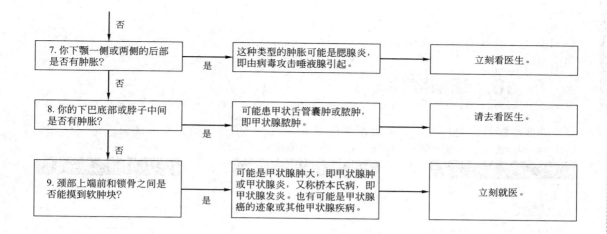

否

7. 你下颌一侧或两侧的后部是否有肿胀？ —是→ 这种类型的肿胀可能是腮腺炎，即由病毒攻击唾液腺引起。 → 立刻看医生。

否

8. 你的下巴底部或脖子中间是否有肿胀？ —是→ 可能患甲状舌管囊肿或脓肿，即甲状腺脓肿。 → 请去看医生。

否

9. 颈部上端前和锁骨之间是否能摸到软肿块？ —是→ 可能是甲状腺肿大，即甲状腺肿或甲状腺炎，又称桥本氏病，即甲状腺发炎。也有可能是甲状腺癌的迹象或其他甲状腺疾病。 → 立刻就医。

6.10 颈部疼痛

颈部疼痛可能是由外伤、压力或其他健康问题造成的，包括一些可能会产生严重后果的原因。如果脖子遭受疼痛、僵硬、酸痛或抽筋的侵害。

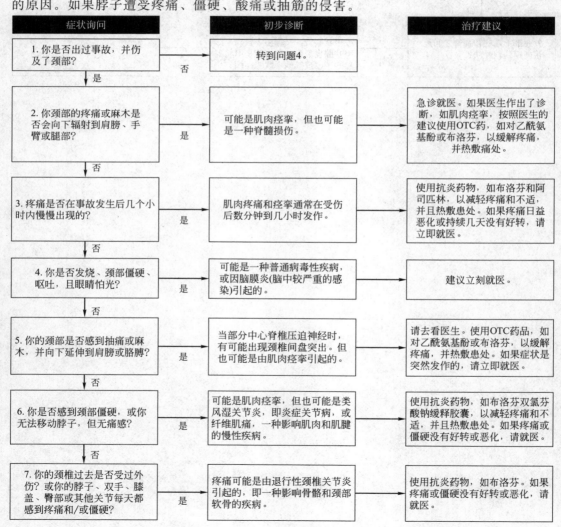

症状询问	初步诊断	治疗建议
1. 你是否出过事故，并伤及了颈部？ 否	转到问题4。	
是		
2. 你颈部的疼痛或麻木是否会向下辐射到肩膀、手臂或腿部？ 是	可能是肌肉痉挛，但也可能是一种脊髓损伤。	急诊就医。如果医生作出了诊断，如肌肉痉挛，按照医生的建议使用OTC药，如对乙酰氨基酚或布洛芬，以缓解疼痛，并热敷痛处。
否		
3. 疼痛是否在事故发生后几个小时内慢慢出现的？ 是	肌肉疼痛和痉挛通常在受伤后数分钟到几小时发作。	使用抗炎药物，如布洛芬和阿司匹林，以减轻疼痛和不适，并且热敷患处。如果疼痛日益恶化或持续几天没有好转，请立即就医。
否		
4. 你是否发烧、颈部僵硬、呕吐，且眼睛怕光？ 是	可能是一种普通病毒性疾病，或因脑膜炎(脑中较严重的感染)引起的。	建议立刻就医。
否		
5. 你的颈部是否感到抽痛或麻木，并向下延伸到肩膀或胳膊？ 是	当部分中心脊椎压迫神经时，有可能出现颈椎间盘突出。但也可能是由肌肉痉挛引起的。	请去看医生。使用OTC药品，如对乙酰氨基酚或布洛芬，以缓解疼痛，并热敷患处。如果症状是突然发作的，请立即就医。
否		
6. 你是否感到颈部僵硬，或你无法移动脖子，但无痛感？ 是	可能是肌肉痉挛，但也可能是类风湿关节炎，即炎症关节病，或纤维肌痛，一种影响肌肉和肌腱的慢性疾病。	使用抗炎药物，如布洛芬双氯芬酸钠缓释胶囊，以减轻疼痛和不适，并且热敷患处。如果疼痛或僵硬没有好转或恶化，请就医。
否		
7. 你的颈椎过去是否受过外伤？或你的脖子、双手、膝盖、臀部或其他关节每天都感到疼痛和/或僵硬？ 是	疼痛可能是由退行性颈椎关节炎引起的，即一种影响骨骼和颈部软骨的疾病。	使用抗炎药物，如布洛芬。如果疼痛或僵硬没有好转或恶化，请就医。

第7章

皮肤科病症 ▸▸▸

● 7.1 脸部肿胀

　　脸部肿胀有多种原因，有可能是囊肿，也有可能被虫咬伤，或是指痤疮和粉刺等，区分不同类型的脸部肿胀非常重要。

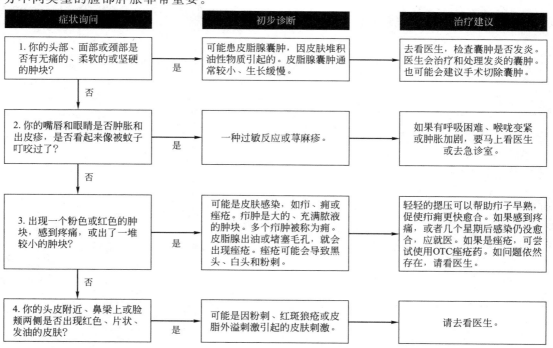

症状询问		初步诊断		治疗建议
1. 你的头部、面部或颈部是否有无痛的、柔软的或坚硬的肿块？	是	可能患皮脂腺囊肿，因皮肤堆积油性物质引起的。皮脂腺囊肿通常较小、生长缓慢。		去看医生，检查囊肿是否发炎。医生会治疗和处理发炎的囊肿。也可能会建议手术切除囊肿。
否				
2. 你的嘴唇和眼睛是否肿胀和出皮疹，是否看起来像被蚊子叮咬过了？	是	一种过敏反应或荨麻疹。		如果有呼吸困难、喉咙变紧或肿胀加剧，要马上看医生或去急诊室。
否				
3. 出现一个粉色或红色的肿块，感到疼痛，或出了一堆较小的肿块？	是	可能是皮肤感染，如疖、痈或痤疮。疖肿是大的、充满脓液的肿块。多个疖肿被称为痈。皮脂腺出油或堵塞毛孔，就会出现痤疮。痤疮可能会导致黑头、白头和粉刺。		轻轻的摁压可以帮助疖子早熟，促使疖痈更快愈合。如果感到疼痛，或者几个星期后感染仍没愈合，应就医。如果是痤疮，可尝试使用OTC痤疮药。如问题依然存在，请看医生。
否				
4. 你的头皮附近、鼻梁上或脸颊两侧是否出现红色、片状、发油的皮肤？	是	可能是因粉刺、红斑狼疮或皮脂外溢刺激引起的皮肤刺激。		请去看医生。

否

5. 你是否单耳或双耳感到疼痛和肿胀，是否发烧，并在你咀嚼或吞咽时有痛感？

是

可能患流行性腮腺炎，一种传染性病毒感染，影响到耳朵下面和前面的腺体。

疫苗可预防流行性腮腺炎。如果认为是腮腺炎，请去看医生。由于这种感染是由病毒引起的，因此抗生素是无效的。充分休息和多喝水，可缓解疼痛。冷敷也可能有所帮助。

● 7.2 皮肤疾病

　　皮肤疾病是常见疾病，荨麻疹、湿疹、皮炎以及其他过敏等都是典型的皮肤疾病。而皮疹的位置、外观和颜色是医生诊断的重要依据。

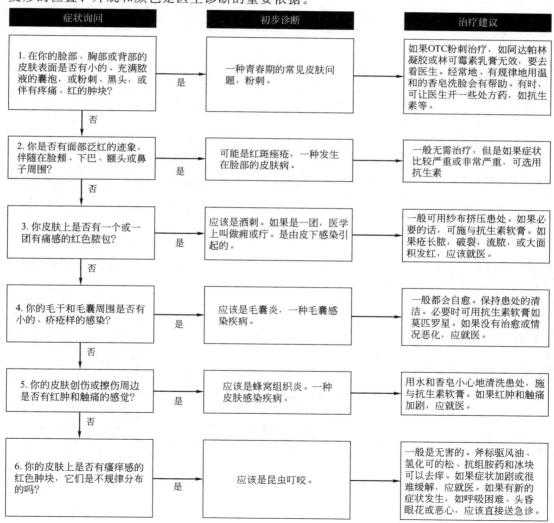

症状询问	初步诊断	治疗建议
1. 在你的脸部、胸部或背部的皮肤表面是否有小的、充满脓液的囊泡，或粉刺、黑头，或伴有疼痛、红的肿块？ 是→	一种青春期的常见皮肤问题，粉刺。	如果OTC粉刺治疗，如阿达帕林凝胶或林可霉素乳膏无效，要去看医生。经常地、有规律地用温和的香皂洗脸会有帮助。有时，可让医生开一些处方药，如抗生素等。
否↓		
2. 你是否有面部泛红的迹象，伴随在脸颊、下巴、额头或鼻子周围？ 是→	可能是红斑痤疮，一种发生在脸部的皮肤病。	一般无需治疗，但是如果症状比较严重或非常严重，可选用抗生素
否↓		
3. 你皮肤上是否有一个或一团有痛感的红色脓包？ 是→	应该是酒刺。如果是一团，医学上叫做痈或疔。是由皮下感染引起的。	一般可用纱布挤压患处。如果必要的话，可施与抗生素软膏。如果疮长脓，破裂，流脓，或大面积发红，应该就医。
否↓		
4. 你的毛干和毛囊周围是否有小的、疥疮样的感染？ 是→	应该是毛囊炎，一种毛囊感染疾病。	一般都会自愈。保持患处的清洁。必要时可用抗生素软膏如莫匹罗星。如果没有治愈或情况恶化，应就医。
否↓		
5. 你的皮肤创伤或擦伤周边是否有红肿和触痛的感觉？ 是→	应该是蜂窝组织炎。一种皮肤感染疾病。	用水和香皂小心地清洗患处，施与抗生素软膏。如果红肿和触痛加剧，应就医。
否↓		
6. 你的皮肤上是否有瘙痒感的红色肿块，它们是不规律分布的吗？ 是→	应该是昆虫叮咬。	一般是无害的。斧标驱风油、氢化可的松、抗组胺药和冰块可以去痒。如果症状加剧或很难缓解，应就医。如果有新的症状发生，如呼吸困难、头昏眼花或恶心，应该直接送急诊。

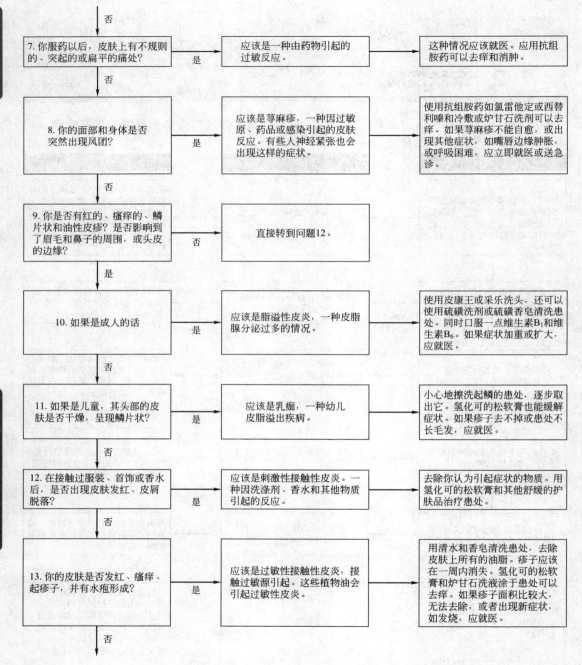

第7章 皮肤科病症

否

7. 你服药以后，皮肤上有不规则的、突起的或扁平的痛处？ — 是 → 应该是一种由药物引起的过敏反应。 → 这种情况应该就医。应用抗组胺药可以去痒和消肿。

否

8. 你的面部和身体是否突然出现风团？ — 是 → 应该是荨麻疹，一种因过敏原、药品或感染引起的皮肤反应。有些人神经紧张也会出现这样的症状。 → 使用抗组胺药如氯雷他定或西替利嗪和冷敷或炉甘石洗剂可以去痒。如果荨麻疹不能自愈，或出现其他症状，如嘴唇边缘肿胀，或呼吸困难，应立即就医或送急诊。

否

9. 你是否有红的、瘙痒的、鳞片状和油性皮疹？是否影响到了眉毛和鼻子的周围，或头皮的边缘？ — 否 → 直接转到问题12。

是

10. 如果是成人的话 — 是 → 应该是脂溢性皮炎，一种皮脂腺分泌过多的情况。 → 使用皮康王或采乐洗头，还可以使用硫磺洗剂或硫磺香皂清洗患处。同时口服一点维生素B_1和维生素B_6。如果症状加重或扩大，应就医。

否

11. 如果是儿童，其头部的皮肤是否干燥，呈现鳞片状？ — 是 → 应该是乳痂，一种幼儿皮脂溢出疾病。 → 小心地擦洗起鳞的患处，逐步取出它。氢化可的松软膏也能缓解症状。如果疹子去不掉或患处不长毛发，应就医。

否

12. 在接触过服装、首饰或香水后，是否出现皮肤发红、皮屑脱落？ — 是 → 应该是刺激性接触性皮炎。一种因洗涤剂、香水和其他物质引起的反应。 → 去除你认为引起症状的物质。用氢化可的松软膏和其他舒缓的护肤品治疗患处。

否

13. 你的皮肤是否发红、瘙痒、起疹子，并有水疱形成？ — 是 → 应该是过敏性接触性皮炎，接触过敏源引起。这些植物油会引起过敏性皮炎。 → 用清水和香皂清洗患处，去除皮肤上所有的油脂。疹子应该在一周内消失。氢化可的松软膏和炉甘石洗液涂于患处可以去痒。如果疹子面积比较大，无法去除，或者出现新症状，如发烧，应就医。

否

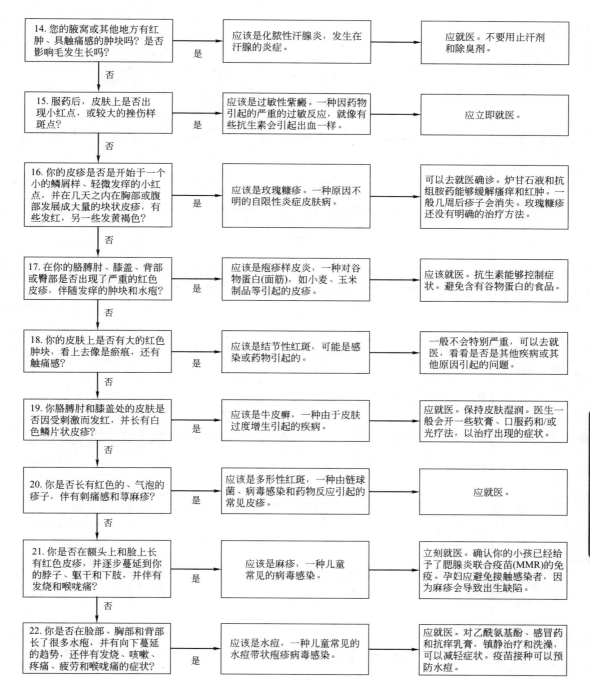

14. 您的腋窝或其他地方有红肿、具触痛感的肿块吗？是否影响毛发生长吗？

是 → 应该是化脓性汗腺炎，发生在汗腺的炎症。 → 应就医。不要用止汗剂和除臭剂。

否 ↓

15. 服药后，皮肤上是否出现小红点，或较大的挫伤样斑点？

是 → 应该是过敏性紫癜。一种因药物引起的严重的过敏反应，像有些抗生素会引起出血一样。 → 应立即就医。

否 ↓

16. 你的皮疹是否是开始于一个小的鳞屑样、轻微发痒的小红点，并在几天之内在胸部或腹部发展成大量的块状皮疹，有些发红，另一些发黄褐色？

是 → 应该是玫瑰糠疹。一种原因不明的自限性炎症皮肤病。 → 可以去就医确诊。炉甘石液和抗组胺药能够缓解瘙痒和红肿。一般几周后疹子会消失。玫瑰糠疹还没有明确的治疗方法。

否 ↓

17. 在你的胳膊肘、膝盖、背部或臀部是否出现了严重的红色皮疹，伴随发痒的肿块和水疱？

是 → 应该是疱疹样皮炎，一种对谷物蛋白(面筋)，如小麦、玉米制品等引起的皮疹。 → 应该就医。抗生素能够控制症状。避免含有谷物蛋白的食品。

否 ↓

18. 你的皮肤上是否有大的红色肿块，看上去像是瘀痕，还有触痛感？

是 → 应该是结节性红斑，可能是感染或药物引起的。 → 一般不会特别严重，可以去就医，看看是否是其他疾病或其他原因引起的问题。

否 ↓

19. 你胳膊肘和膝盖处的皮肤是否因受刺激而发红，并长有白色鳞片状皮疹？

是 → 应该是牛皮癣，一种由于皮肤过度增生引起的疾病。 → 应就医。保持皮肤湿润。医生一般会开一些软膏、口服药和/或光疗法，以治疗出现的症状。

否 ↓

20. 你是否长有红色的、气泡的疹子，伴有刺痛感和荨麻疹？

是 → 应该是多形性红斑，一种由链球菌、病毒感染和药物反应引起的常见皮疹。 → 应就医。

否 ↓

21. 你是否在额头上和脸上长有红色皮疹，并逐步蔓延到你的脖子、躯干和下肢，并伴有发烧和喉咙痛？

是 → 应该是麻疹，一种儿童常见的病毒感染。 → 立刻就医。确认你的小孩已经给予了腮腺炎联合疫苗(MMR)的免疫。孕妇应避免接触感染者，因为麻疹会导致出生缺陷。

否 ↓

22. 你是否在脸部、胸部和背部长了很多水疱，并有向下蔓延的趋势，还伴有发烧、咳嗽、疼痛、疲劳和喉咙痛的症状？

是 → 应该是水痘，一种儿童常见的水痘带状疱疹病毒感染。 → 应就医。对乙酰氨基酚、感冒药和抗痒乳膏，镇静治疗和洗澡，可以减轻症状。疫苗接种可以预防水痘。

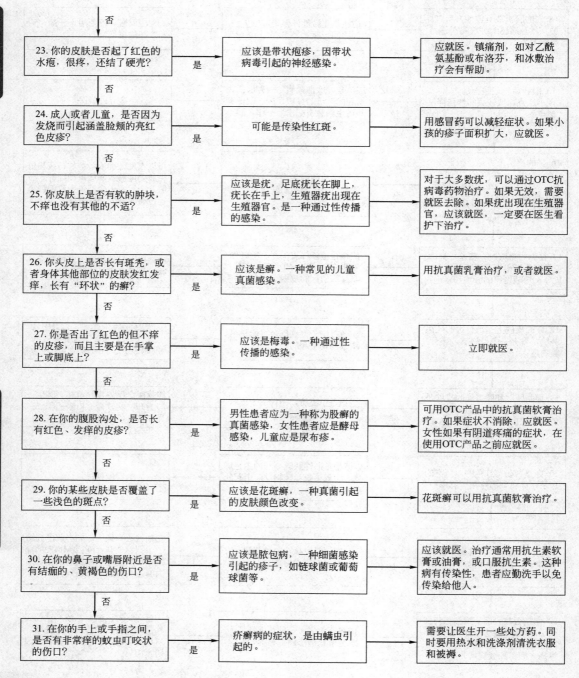

否

23. 你的皮肤是否起了红色的水疱，很疼，还结了硬壳？ — 是 → 应该是带状疱疹，因带状病毒引起的神经感染。 → 应就医。镇痛剂，如对乙酰氨基酚或布洛芬，和冰敷治疗会有帮助。

否

24. 成人或者儿童，是否因为发烧而引起涵盖脸颊的亮红色皮疹？ — 是 → 可能是传染性红斑。 → 用感冒药可以减轻症状。如果小孩的疹子面积扩大，应就医。

否

25. 你皮肤上是否有软的肿块，不痒也没有其他的不适？ — 是 → 应该是疣，足底疣长在脚上，疣长在手上，生殖器疣出现在生殖器官。是一种通过性传播的感染。 → 对于大多数疣，可以通过OTC抗病毒药物治疗。如果无效，需要就医去除。如果疣出现在生殖器官，应该就医，一定要在医生看护下治疗。

否

26. 你头皮上是否长有斑秃，或者身体其他部位的皮肤发红发痒，长有"环状"的癣？ — 是 → 应该是癣。一种常见的儿童真菌感染。 → 用抗真菌乳膏治疗，或者就医。

否

27. 你是否出了红色的但不痒的皮疹，而且主要是在手掌上或脚底上？ — 是 → 应该是梅毒。一种通过性传播的感染。 → 立即就医。

否

28. 在你的腹股沟处，是否长有红色、发痒的皮疹？ — 是 → 男性患者应为一种称为股癣的真菌感染，女性患者应是酵母感染，儿童应是尿布疹。 → 可用OTC产品中的抗真菌软膏治疗。如果症状不消除，应就医。女性如果有阴道疼痛的症状，在使用OTC产品之前应就医。

否

29. 你的某些皮肤是否覆盖了一些浅色的斑点？ — 是 → 应该是花斑癣，一种真菌引起的皮肤颜色改变。 → 花斑癣可以用抗真菌软膏治疗。

否

30. 在你的鼻子或嘴唇附近是否有结痂的、黄褐色的伤口？ — 是 → 应该是脓包病，一种细菌感染引起的疹子，如链球菌或葡萄球菌等。 → 应该就医。治疗通常用抗生素软膏或油膏，或口服抗生素。这种病有传染性，患者应勤洗手以免传染给他人。

否

31. 在你的手上或手指之间，是否有非常痒的蚊虫叮咬状的伤口？ — 是 → 疥癣病的症状，是由螨虫引起的。 → 需要让医生开一些处方药。同时要用热水和洗涤剂清洗衣服和被褥。

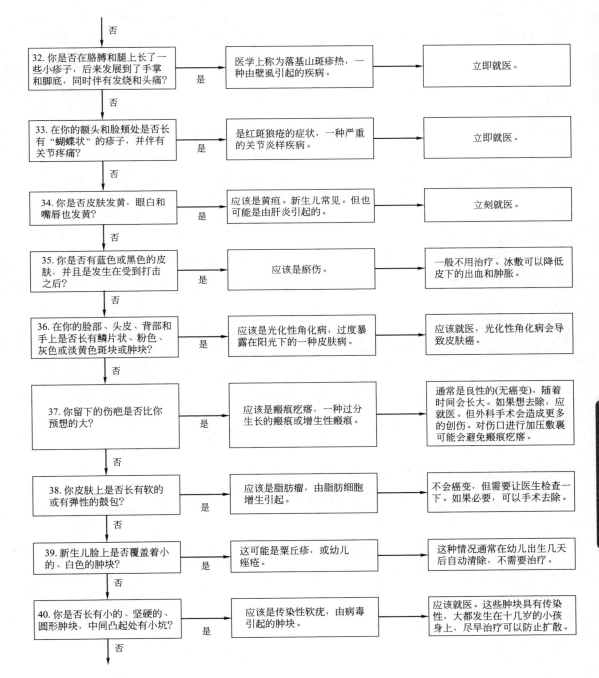

否

32. 你是否在胳膊和腿上长了一些小疹子，后来发展到了手掌和脚底，同时伴有发烧和头痛？ —是→ 医学上称为落基山斑疹热，一种由壁虱引起的疾病。 → 立即就医。

否

33. 在你的额头和脸颊处是否长有"蝴蝶状"的疹子，并伴有关节疼痛？ —是→ 是红斑狼疮的症状，一种严重的关节炎样疾病。 → 立即就医。

否

34. 你是否皮肤发黄，眼白和嘴唇也发黄？ —是→ 应该是黄疸。新生儿常见。但也可能是由肝炎引起的。 → 立刻就医。

否

35. 你是否有蓝色或黑色的皮肤，并且是发生在受到打击之后？ —是→ 应该是瘀伤。 → 一般不用治疗。冰敷可以降低皮下的出血和肿胀。

否

36. 在你的脸部、头皮、背部和手上是否长有鳞片状、粉色、灰色或淡黄色斑块或肿块？ —是→ 应该是光化性角化病，过度暴露在阳光下的一种皮肤病。 → 应该就医，光化性角化病会导致皮肤癌。

否

37. 你留下的伤疤是否比你预想的大？ —是→ 应该是瘢痕疙瘩，一种过分生长的瘢痕或增生性瘢痕。 → 通常是良性的(无癌变)，随着时间会长大。如果想去除，应就医。但外科手术会造成更多的创伤。对伤口进行加压敷裹可能会避免瘢痕疙瘩。

否

38. 你皮肤上是否长有软的或有弹性的鼓包？ —是→ 应该是脂肪瘤，由脂肪细胞增生引起。 → 不会癌变，但需要让医生检查一下。如果必要，可以手术去除。

否

39. 新生儿脸上是否覆盖着小的、白色的肿块？ —是→ 这可能是粟丘疹，或幼儿痤疮。 → 这种情况通常在幼儿出生几天后自动清除，不需要治疗。

否

40. 你是否长有小的、坚硬的、圆形肿块，中间凸起处有小坑？ —是→ 应该是传染性软疣，由病毒引起的肿块。 → 应该就医。这些肿块具有传染性，大都发生在十几岁的小孩身上，尽早治疗可以防止扩散。

否

7.2 皮肤疾病

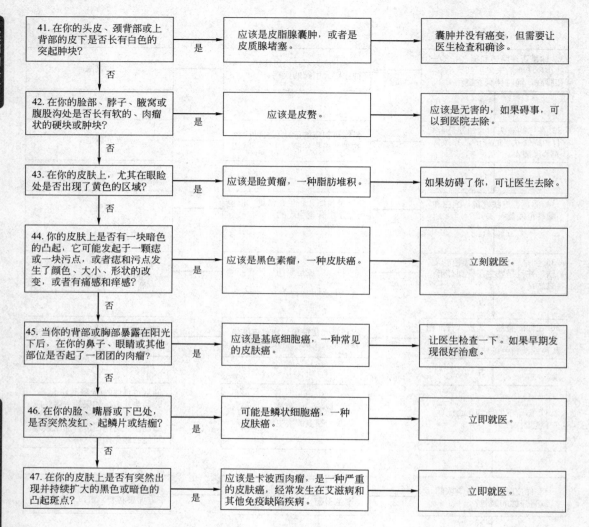

41. 在你的头皮、颈背部或上背部的皮下是否长有白色的突起肿块？ → 是 → 应该是皮脂腺囊肿，或者是皮质腺堵塞。 → 囊肿并没有癌变，但需要让医生检查和确诊。

否 ↓

42. 在你的脸部、脖子、腋窝或腹股沟处是否长有软的、肉瘤状的硬块或肿块？ → 是 → 应该是皮赘。 → 应该是无害的，如果碍事，可以到医院去除。

否 ↓

43. 在你的皮肤上，尤其在眼睑处是否出现了黄色的区域？ → 是 → 应该是睑黄瘤，一种脂肪堆积。 → 如果妨碍了你，可让医生去除。

否 ↓

44. 你的皮肤上是否有一块暗色的凸起，它可能发起于一颗痣或一块污点，或者痣和污点发生了颜色、大小、形状的改变，或者有痛感和痒感？ → 是 → 应该是黑色素瘤，一种皮肤癌。 → 立刻就医。

否 ↓

45. 当你的背部或胸部暴露在阳光下后，在你的鼻子、眼睛或其他部位是否起了一团团的肉瘤？ → 是 → 应该是基底细胞癌，一种常见的皮肤癌。 → 让医生检查一下。如果早期发现很好治愈。

否 ↓

46. 在你的脸、嘴唇或下巴处，是否突然发红、起鳞片或结痂？ → 是 → 可能是鳞状细胞癌，一种皮肤癌。 → 立即就医。

否 ↓

47. 在你的皮肤上是否有突然出现并持续扩大的黑色或暗色的凸起斑点？ → 是 → 应该是卡波西肉瘤，是一种严重的皮肤癌，经常发生在艾滋病和其他免疫缺陷疾病。 → 立即就医。

7.3 脱发问题

永久或暂时脱发的原因很多。有些情况下，脱发是可以扭转的。

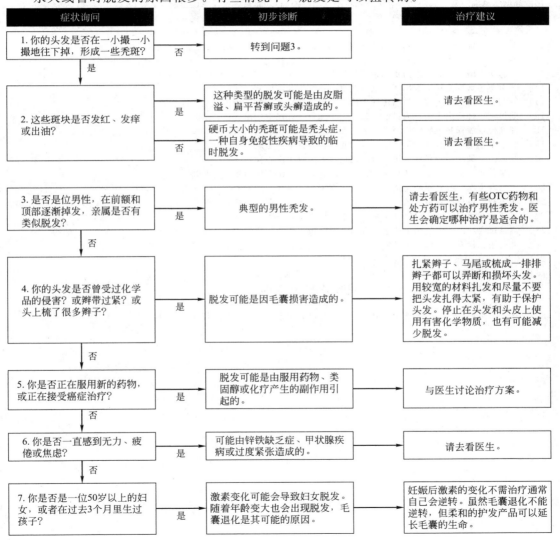

症状询问	初步诊断	治疗建议
1. 你的头发是否在一小撮一小撮地往下掉，形成一些秃斑? — 否 →	转到问题3。	
2. 这些斑块是否发红、发痒或出油? — 是 →	这种类型的脱发可能是由皮脂溢、扁平苔癣或头癣造成的。	请去看医生。
— 否 →	硬币大小的秃斑可能是秃头症，一种自身免疫性疾病导致的临时脱发。	请去看医生。
3. 是否是位男性，在前额和顶部逐渐掉发，亲属是否有类似脱发? — 是 →	典型的男性秃发。	请去看医生，有些OTC药物和处方药可以治疗男性秃发。医生会确定哪种治疗是适合的。
4. 你的头发是否曾受过化学品的侵害? 或辫带过紧? 或头上梳了很多辫子? — 是 →	脱发可能是因毛囊损害造成的。	扎紧辫子、马尾或梳成一排排辫子都可以弄断和损坏头发。用较宽的材料扎发和尽量不要把头发扎得太紧，有助于保护头发。停止在头发和头皮上使用有害化学物质，也有可能减少脱发。
5. 你是否正在服用新的药物，或正在接受癌症治疗? — 是 →	脱发可能是由服用药物、类固醇或化疗产生的副作用引起的。	与医生讨论治疗方案。
6. 你是否一直感到无力、疲倦或焦虑? — 是 →	可能由锌铁缺乏症、甲状腺疾病或过度紧张造成的。	请去看医生。
7. 你是否是一位50岁以上的妇女，或者在过去3个月里生过孩子? — 是 →	激素变化可能会导致妇女脱发。随着年龄变大也会出现脱发，毛囊退化是其可能的原因。	妊娠后激素的变化不需治疗通常自己会逆转。虽然毛囊退化不能逆转，但柔和的护发产品可以延长毛囊的生命。

7.3 脱发问题

283

参 考 文 献

[1] 中国国家处方集编委会. 中国国家处方集（2010 年版）. 北京：人民军医出版社，2010.
[2] 国家药典委员会. 临床用药须知（化学药生物制品）. 北京：中国医药科技出版社，2010.
[3] 国家药典委员会. 临床用药须知（中药成方制剂卷）. 北京：中国医药科技出版社，2010.
[4] 马丁代尔大药典（35 版）北京：化学工业出版社，2010.
[5] 孙忠实总编. 常见病用药备忘录系列丛书（感染性疾病）. 北京：人民军医出版社，2008.
[6] 孙忠实总编. 常见病用药备忘录系列丛书（消化疾病）. 北京：人民军医出版社，2008.
[7] 孙忠实总编. 常见病用药备忘录系列丛书（妇科疾病）. 北京：人民军医出版社，2008.
[8] 孙忠实总编. 常见病用药备忘录系列丛书（心脑血管疾病）. 北京：人民军医出版社，2008.
[9] 孙忠实总编. 常见病用药备忘录系列丛书（免疫风湿病）. 北京：人民军医出版社，2008.
[10] 孙忠实总编. 常见病用药备忘录系列丛书（内分泌疾病）. 北京：人民军医出版社，2008.
[11] 孙忠实总编. 常见病用药备忘录系列丛书（皮肤病性病）. 北京：人民军医出版社，2008.
[12] 孙忠实总编. 常见病用药备忘录系列丛书（儿科疾病）. 北京：人民军医出版社，2008.
[13] 李美英主编. 全科医生用药速览. 北京：化学工业出版社，2007.
[14] 欧阳恒，杨志波主编. 简明皮肤病诊疗手册. 北京：化学工业出版社，2010.
[15] 陆再英，钟南山主编. 内科学. 第 7 版. 北京：人民卫生出版社，2009.
[16] 陈文彬，潘祥林主编. 诊断学. 第 7 版. 北京：人民卫生出版社，2009.
[17] 张学军主编. 皮肤性病学. 第 7 版. 北京：人民卫生出版社，2009.
[18] 张志愿主编. 口腔科学. 第 7 版. 北京：人民卫生出版社，2011.
[19] 沈晓明，王卫平主编. 儿科学. 第 7 版. 北京：人民卫生出版社，2009.
[20] 王增寿主编. 眼科用药指南. 北京：化学工业出版社，2010.
[21] 张志清，樊德厚主编. 急诊用药速览. 北京：化学工业出版社，2008.
[22] 徐亚民主编. 社区全科医师手册. 北京：化学工业出版社，2008.
[23] 高益民主编. 安全使用中药非处方药. 第 2 版. 北京：化学工业出版社，2006.
[24] 戴德银，代升平主编. 常见病诊断与用药. 第 2 版. 北京：化学工业出版社，2012.
[25] 2010 年中国高血压基层防治指南. 中华医学会.
[26] 2010 年中国 2 型糖尿病防治指南. 中华医学会糖尿病分会.
[27] 中华医学会内分泌分会. 2009 年中国甲状腺病诊治指南.
[28] 中国成人血脂异常防治指南. 中华心血管病杂志，2007，35（5）.
[29] 杜志华主编. 全科医师必读丛书 五官科分册. 北京：化学工业出版社，2008.

致读者

药物治疗信息是在不断发展的，药物相关知识和临床实践的不断变化以及新药的不断研发，必然要求医疗和药物治疗方面也适应这种新的发展。本书的编辑、作者和出版商为确保本书出版时提供准确的信息做了很大的努力。根据真实的临床实际情况正确地评估独特见解、治疗方案以及在这一领域里探求新的发展一直是每一位医药从业人员的责任。尽管作者在保持与当前标准和可靠的文献相一致的情况下已详细地给予各种信息，但我们还是建议学生或医药从业人员面对新药和不熟悉的药物时应参考一些适宜的信息资源。

索 引

索引

声　明

　　医学是一门不断发展的科学。由于新的研究成果的层出不穷，临床经验的不断积累，因此我们有必要了解治疗及用药的新变化。本书的作者和出版者根据他们可靠的科研成就提供了当今最新的医学资料。本书的编者、出版者及任何参与本书出版的团体在此郑重声明：我们努力保证本书中所有信息都是准确、核对无误、完整、可靠的，但由于人类存在着个体差异及医学的不断发展，在此我们鼓励读者参照其他资料来证实本书的可靠性，例如参考药品说明书。本书出版者和编者在法律所允许的免责范围内不就因此引起的任何直接、间接或结果性损失承担责任。